减肥应该这样
——轻断食

段晓猛　主编

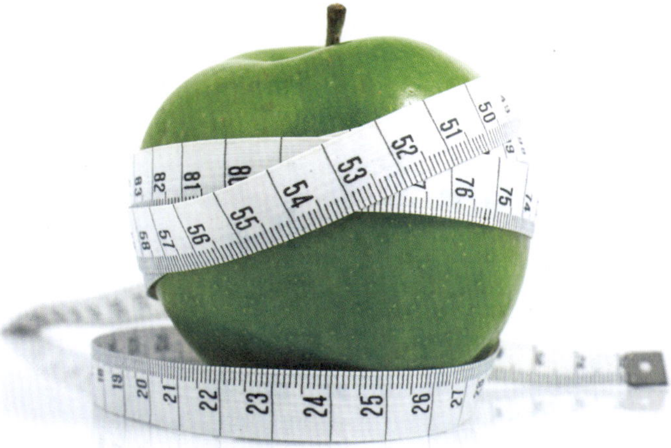

河北出版传媒集团
河北科学技术出版社

图书在版编目(CIP)数据

减肥应该这样：轻断食 / 段晓猛主编. -- 石家庄：河北科学技术出版社, 2016.7（2024.4重印）
（品质生活）
ISBN 978-7-5375-8386-2

Ⅰ. ①减… Ⅱ. ①段… Ⅲ. ①减肥—基本知识 Ⅳ. ①R161

中国版本图书馆CIP数据核字(2016)第127538号

品质生活
QUALITY OF LIFE

减肥应该这样 —— 轻断食

减肥应该这样——轻断食
段晓猛　主编

出版发行　河北出版传媒集团
　　　　　河北科学技术出版社
地　　址　石家庄市友谊北大街330号（邮编：050061）
印　　刷　三河市南阳印刷有限公司
开　　本　720×1000　1/16
印　　张　14
字　　数　224千字
版　　次　2016年9月第1版
印　　次　2024年4月第2次印刷
定　　价　68.00元

前言

Preface

轻断食是当前风靡全球的瘦身排毒疗法，通过一段时间不吃食物，让超负荷的内脏得到休息，还能让体内的垃圾与毒素排出体外，并达到减肥、增强免疫力、延缓衰老等效果。当其他的减重法都不能达到预期效果时，轻断食肯定能让你减得快，减得多！体重一旦下降，只要遵循根本的轻断食计划，就不会反弹。

轻断食不仅能减轻体重，更被认为是人类的觉醒，能让你感受到身体上的净化，变得有活力，更能治愈心灵，获得精神上的自由、灵魂的喜悦，最终超越减肥，变成你的生活方式。长期改善自身健康能降低许多疾病的风险，包括糖尿病、心脏病、阿尔茨海默症、癌症等。是可以长期实行的健康长寿之道。这就是轻断食的根本力量。

轻断食要你从根本上改变自己的生命体验，诉求天然、优质与自觉饮食法，正好让我们去想想，人与食物之间，应该建立起什么样的关系，才是美好的平衡。

翻开本书，立刻开始轻断食，回归自然饮食，能让你真正做到断食不伤胃、不伤身，获得真正的健康和身心解放。

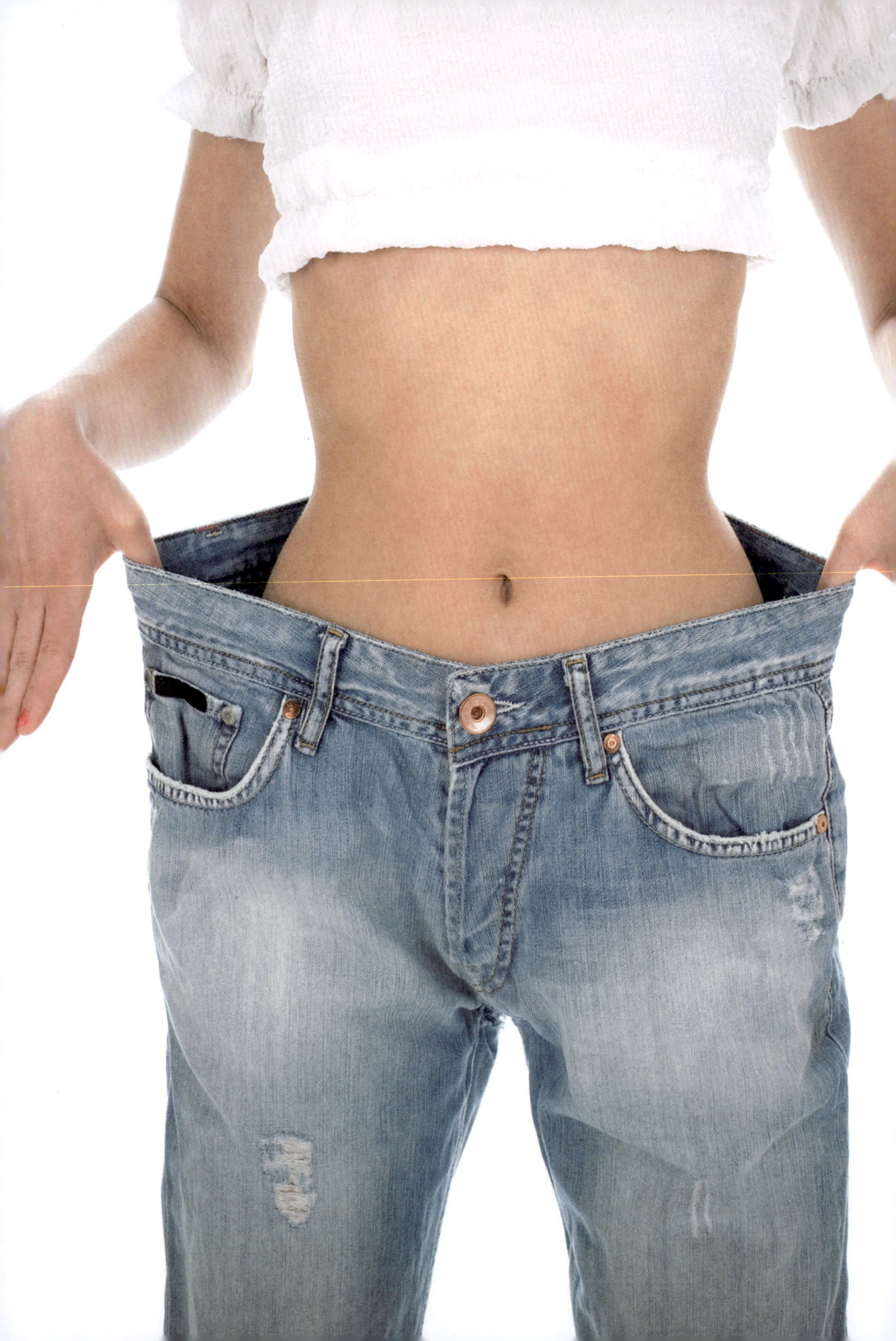

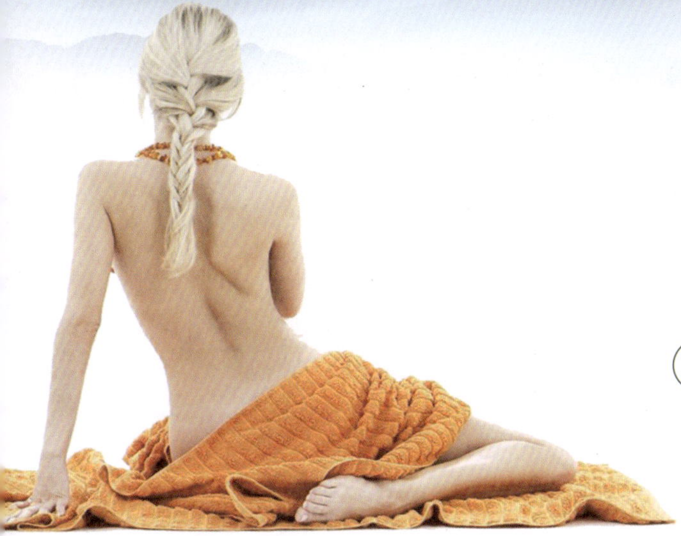

目录

CONTENTS

第四章　断食减肥法需注意的问题

第五章　特色断食减肥法

第九章　断食期间的养生保健

附录：

第一章

轻断食概述

第一节 认识轻断食

轻断食一直以来就被许多名人所推崇，早在古代就有张良晚年潜心“辟谷”，白居易“休粮清肠”，以及苏东坡节食养生……许多文学大家都曾尝试过断食并获益于此。著名前苏联科学家柴可夫也曾说：“在我看来，我们这个时代最伟大的发现，就是使人经由合理的绝食而变得更年轻——在身体、心理、精神上。”俄罗斯大文豪托尔斯泰说：“断食不只是健康，且是灵魂的喜悦。”

现今，断食革命风靡全球，日本、美国、英国等各个国家的断食机构如雨后春笋般出现。断食已然成为一种风行的主张，断食方法和流派也层出不穷。

断食准备期

断食前4～5天

开始逐步减少食物摄取量，只吃素食，如蔬菜、水果、小米粥等。

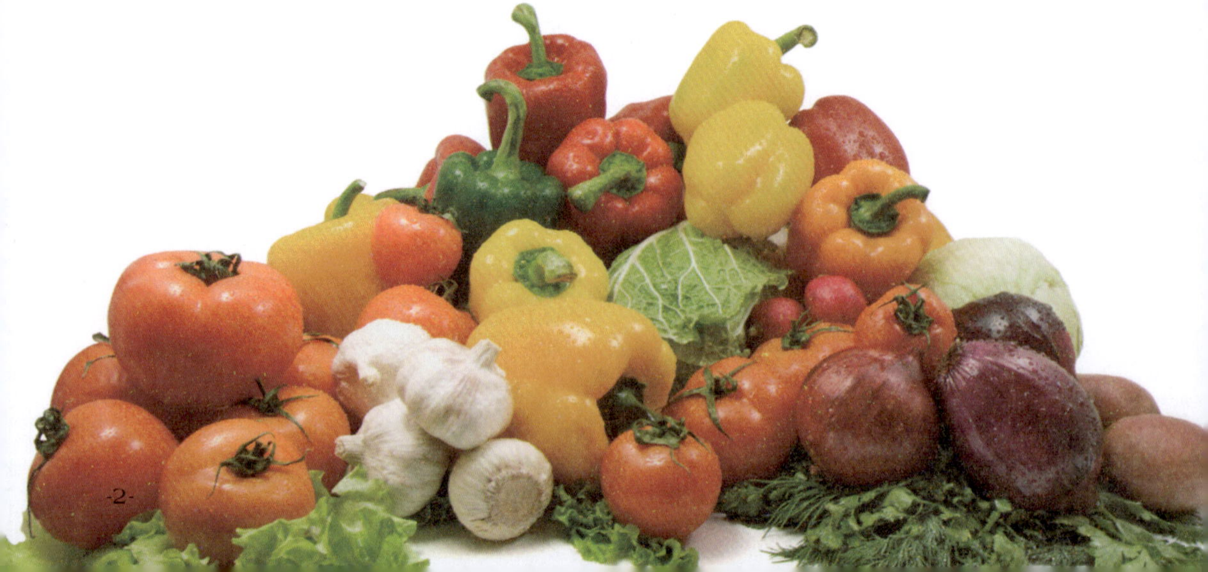

断食前3天

早上喝1杯300～500毫升的果汁，如柠檬汁。

7：00	苹果1个
9：00	红糖姜汁1碗
12：00	小米粥1碗、生菜沙拉1份
15：00	米汤1杯
18：00	清蒸蔬菜1份，燕麦粥1份
20：00	玫瑰花茶1杯

断食前2天

早上起床时喝1杯柠檬汁。

8：00	苹果1个
10：00	红糖姜汁1碗
12：00	小米粥1碗、生菜沙拉1份
15：00	蜂蜜1杯
18：00	酸奶1份
20：00	黑咖啡1杯

断食前1天

早上起床时喝1杯柠檬汁。

8：00	红萝卜汁1杯
10：00	红糖姜汁1碗
12：00	大米汤1碗
15：00	果汁1杯

断食期

断食期严禁进食坚硬的固体食物，以免引起胃液异常分泌，进而对胃壁造成伤害，液体类需根据不同要求摄入。

◆ 严禁烟酒，即使是微量也不行。

◆ 从养生方面考虑，断食期间脾胃系统得不到足够的营养供应，会对造血功能产生一定的影响，经期身体很可能会受到伤害。因此，经期并不适宜断食。

◆ 脚气病或便秘患者，断食期可服用B族维生素。

◆ 断食天数应从短到长，循序渐进。在刚开始可以先断一天，等到适应以后再逐步增加到两天。

◆ 断食期间，最好少看食品广告，以避免受食物的诱惑。

断食恢复期

断食恢复期内，可从少量进食开始，逐步增加食量，进行食补。但要注意，断食恢复期人的肠胃功能还十分虚弱，因此要缓慢进食，可以先从每餐喝果蔬汁开始直至正常饮食，切不可着急。

另外，要多吃水果、蔬菜，如苹果、生菜等。开始进食后，身体机能恢复，体重增加，吃含脂肪量多的肉类和油类食品会严重影响断食效果，也不利于身体的恢复，所以应多食蔬菜和水果，对盐分的摄取量也需控制在一定范围内，不可吃得过咸。

断食：新减肥之道

人体可以很轻松地应付断食。人类在食物匮乏的时代，有一餐没一餐地造就了数千年进化史。比起一日三餐的生活，间歇式断食更符合现代人类环境。

断食，对许多人来说与信仰有关。基督教的四旬期、犹太教的赎罪日、伊斯兰教的斋戒月就是几个典型的例子。希腊东正教鼓励教徒一年断食180天，锡卡的圣尼古拉说："暴饮暴食令人阴郁又恐惧，但断食令人喜悦且勇敢。"佛教僧侣则在阴历的初一、十五断食。然而，很多人似乎总在满足自己的食欲，但却有更多的欲望。他们不满意自己的体重、自己的身材、自己的健康。

间歇式断食让人们重新塑造自己，不但是减肥之道，也是长期保持健康的法门。科学界已开始发现断食的强大效益，并在努力予以证实。

轻断食：引爆瘦身革命

对许多人而言，标准的饮食建议根本无效。轻断食是颠覆想象的另一种方法，日后说不定可以帮助人们改写对饮食及减肥的认知。

◆ 轻断食要求人们不仅要思考自己吃什么，也思考摄食的时机。

◆ 没有复杂的规矩要遵守，做法简单明了、容易执行。

◆ 不用天天跟热量搏斗，不像一般节食计划那样无趣，也不会破坏生活的品质。

◆ 并不是人们认知中的那种断食，不会"饿死人"。

◆ 在大多数时候，人们照样享用自己热爱的美食。

◆ 体重一旦下降，只要执行根本的轻断食计划，就不会反弹。

◆ 减肥只是轻断食的一项益处。轻断食还可长期改善健康，能降低许多疾病的发病风险，包括糖尿病、心脏病、阿尔茨海默症、癌症。

◆ 这不是一种简单的节食方式。这远远超越了节食：这是可以长期实行的健康长寿之道。

第二节 断食法古已有之

远古时代人们就开始断食了，这种做法既关乎饮食，也关乎宗教。断食并不会影响身体健康，在动物界也存在断食行为。许多动物生病、受伤了，就会本能地断食，躲起来不吃不动，直到身体复原为止。不少动物的“冬眠”行为，其实也是断食的一种表现方式。

《大戴礼记·易本命》中说：“食肉者勇敢而悍，食谷者智慧而巧，食气者神明而寿，不食者不死而神。”这大概是人类历史上有迹可循的最早的对于断食的文字记载。

断食被许多宗教提倡。佛教创始人释迦牟尼就曾说过：“当五体之内有任何变患之时，应先断食物矣！”也就是说，如果身体哪里不舒服，就应该先断掉食物。

道教称断食为“辟谷”，也称却谷、绝谷等。道教认为辟谷能让人体和大脑处于一种全新的功能状态中，体力和潜力都能得到充分的调节和发挥，身体的负荷得以减轻，人的元神都能得到充分合理的运用发挥，人脑细胞的功能也能得到充分的调动。

除了为宗教所提倡，断食在古代也被许多人所认可。西晋张华在《博物志》中说道："所食愈少，心愈开，年愈益；所食愈多，心愈塞，年愈损。"

北宋大文豪苏东坡对饮食养生有着独到的见解，主张饮食宜清淡，"淡而有味、淡而轻身、淡而益寿"。他还提倡说人不宜吃得过饱，每次吃七八分饱就可以了。他写过一篇名为《辟谷说》的文章，文章中说：在洛阳的某个地方有一个洞穴，曾经有个人掉进洞里不能出来，没有东西吃，快要饿死了。这时，他发现洞穴里有很多乌龟和小蛇，它们每天早晨都把头伸向东方，吸食太阳光不断吞咽。于是，这个人也效仿乌龟和小蛇的做法，每天早晨面向东方吸食阳光。慢慢地，他竟然不再感觉到饥饿，而且身体也变得轻盈了，力量似乎也变大了。后来，这个人从洞穴中出来，回到家后，就不再吃五谷了。苏东坡在文章中写道："遂不复饥，身强力壮。后，卒还家，不食。"

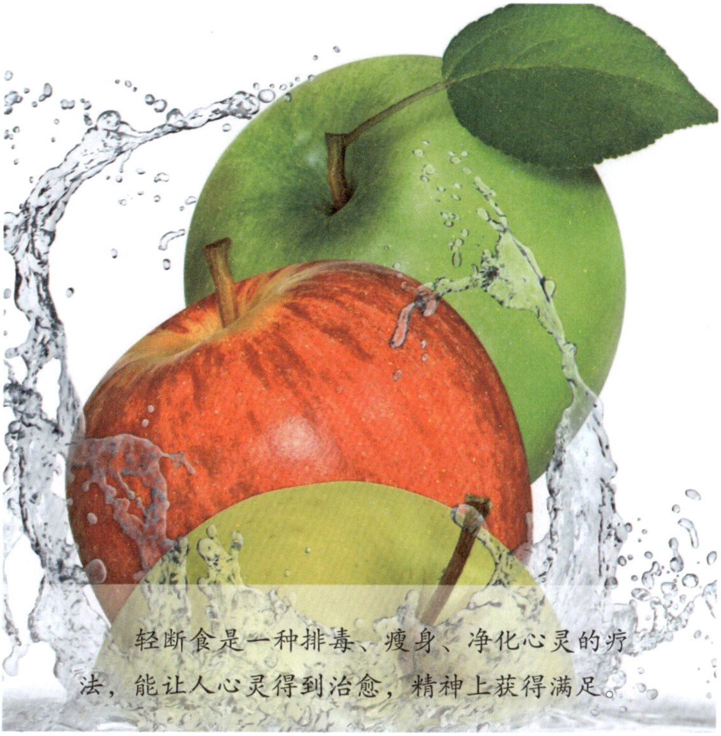

轻断食是一种排毒、瘦身、净化心灵的疗法，能让人心灵得到治愈，精神上获得满足。

在中国古代，断食第一名人首推张三丰。张三丰是元末明初人，武当派的开山师祖，被尊为一代“隐仙”，也是中国古代历史上最负盛名的“活神仙”之一。

《张三丰传》记载：“张三丰，辽东懿州（今辽宁彰武）人，名全一，一名君宝，三丰其号也。以其不饰边幅，又号张邋遢。欣而伟，龟形鹤背，大耳圆目，须髯如戟。寒暑唯一衲一蓑，所啖升斗辄尽，或数日一食，或数月不食。书经目不忘，游处无恒，或云能一日千里，善嬉谐，旁若无人……”

由此可见，早在古代，断食就为人们所推崇，无数人都曾投身实践过这种奇特疗法并从中获益。发展至今，断食变得更加安全有效，方法也更多元化，因而也更普遍。

第三节　轻断食法显奇效

日本国立营养研究所曾对5个人进行12～30天的6次断食实验，证明了断食的强力减肥效果。前5天，这5个人的体重平均减轻了5千克。这种显著的效果是其他减肥方法不可比的。

与其他减肥方法相比，断食法更加彻底也更加健康。一般来说，一个人的食量远远超出了其对食物的摄取量，食物消耗不了，囤积在体内，导致身体肥胖。如果能将多余的热量最大限度地消耗掉，就不会对身体造成伤害。断食就是根据这个原则，通过一段时间少吃甚至不吃，充分消耗体内多余的脂肪。由于脂肪遍布全身，断食作为一种整体疗法，对脂肪的消耗也是全身性的，因此也更加彻底有效。

断食时体重是自身双向调节的。通过断食，体重会逐渐减轻且趋于稳定，不会过分消耗脂肪伤害身体。反观，若为了减肥服用减肥药，则体重会在一段时间内急剧下降，从而伤害身体。

更重要的是，断食之后，原先不健康的饮食习惯会被取代，这才是从根源上杜绝肥胖。90%的肥胖都是饮食不当和缺乏运动所导致的。通过断食，消化系统得到清洁，从而能建立一个健康、正常的胃口，很多人从此不再贪恋油腻的食品，这些是其他减肥方法所“望尘莫及”的。

另外，现代生物医学研究也表明，断食是延缓细胞衰老的途径之一。这是因为合理控制饮食有助于降低人体内胰岛素水平，解除对细胞自噬的抑制作用，从而能够清除细胞内随时间积累的受损蛋白质或衰老细胞器，帮助人体细胞维持稳态。

人体的肝脏既是消化器官，也属于解毒器官。一个正常人进食后，不论食物中的营养成分有无毒素，都要先经过肝脏分解或者化合处理，才能够进入人体的血液之中。断食后，进食量减少，肝脏的负担变轻，有多余的“精力”帮助清除血液中的毒素，并合成对身体有益的活性物质。例如，经过一段时间断食，人体血液中有益的、高密度蛋白质会增多，能帮助降血脂，修复血管硬化，改善冠心病、高血压等心血管疾病。

很多研究都表明，规律性断食，身体会产生一种长寿基因，这种长寿基因具有一定的修复功能，对身体有很大的好处。事实也证明，适当饿肚子的人比饱食终日的人平均寿命和健康指数都要高出许多。

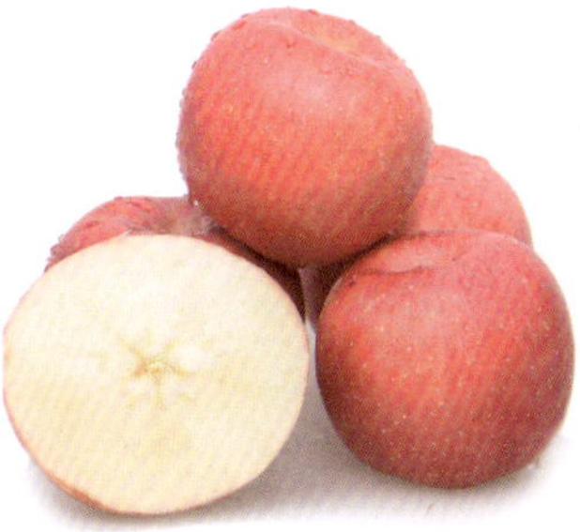

适当控制热量的摄入，少吃，偶尔不吃，坚持下去就一定能达到养生保健的效果。人体长期保持在一

种轻微饥饿的状态下，有利于人体机能发挥更好的效用，从而达到延年益寿，挑战人类寿命极限的效果。

轻断食法重塑饮食习惯

节食之所以这么辛苦，是因为节食代表人们要打破自己固有的饮食习惯，这些习惯包括经常吃下多余的食物、吃下太大的分量、太多的脂肪或糖分，或习惯吃零食（通常是以上全有）。轻断食法能帮助人改变饮食习惯。要减肥，人整体上要减少1/4的热量，并且少摄食高糖分与饱和脂肪。对很多人来说，这件事知易行难。

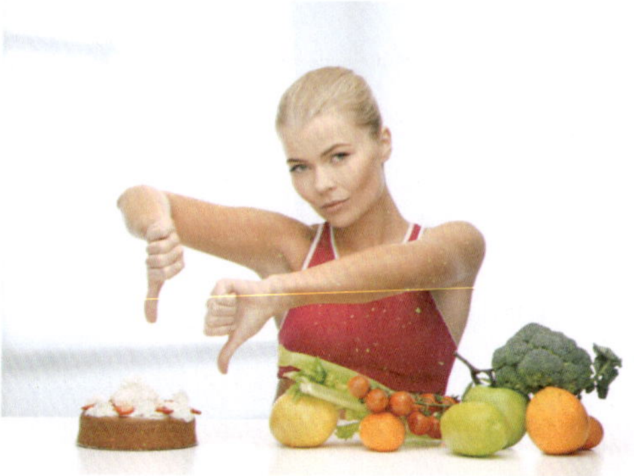

轻断食法让人们每周都能中断一般的饮食习惯，这是人们非常需要的，可帮助人们更自觉，更警觉、更清楚地知道自己吃了什么。这些都是非常重要的技巧，可引导人们开始掌控饮食内容，进而控制体重。

轻断食法让人吃适量的食物

每周两天大幅减少摄食，会帮助人体重新适应饥饿感。人也会用更慢的速度进食，不管是在轻断食那两天或是无需限制的那五天，身体都更能接受少吃一点的事实，并真正享用食物。这可以帮助人们重新认识到自己实际上需要多少食物，而不是吃习惯的分量。

参与研究的轻断食者发现，轻断食那两天的食量和一般食量相比，可协助他们找出触动进食（或过度进食）的因素。长期持续轻断食的人，可能已经习惯低脂肪、低蛋白质、高糖类的饮食模式，因为这是许多主流节食法倡导的组合。虽然这种做法对某些人有用，但很多人发现，这类节食法很难维持。轻断食法会帮助人们弃绝这类无益的饮食模式。

轻断食法可提升人的信心

一周只轻断食两天，人便会学着抵抗诱惑，这是一项非常重要的轻断食技巧，要多多练习，直到养成习惯为止。轻断食那两天的自我抑制，会让人更有信心掌握自己的轻断食步调与对食物的渴望，强化人在一周内其他日子里控制饮食的渴望。

轻断食法去脂肪而非肌肉

轻断食法着重减脂、保肌肉。肌肉不仅能让人看起来充满活力，而且是燃烧热量的关键。即使肌肉处于休息状态，燃烧的热量也比脂肪多7倍。轻断食者发现，他们每日减掉的脂肪比遵循节食法的人还多。节食者每日减下来的体重当中有70%是脂肪，而采用轻断食法则能达到80%。如果人遵循所谓的“极低热量（一天摄取2100~2520千焦）节食法”，减下的体重中大约仅有60%是脂肪，另外40%是肌肉。采用轻断食法，每减掉6.4千克，预期将会减掉5千克的脂肪，只减掉1.4千克的肌肉。相较之下，极低热量节食法会减掉约3.7千克的脂肪和约2.7千克的肌肉。更重要的是，实行轻断食法时人仍能保有活力，极低热量节食法则可能做不到。

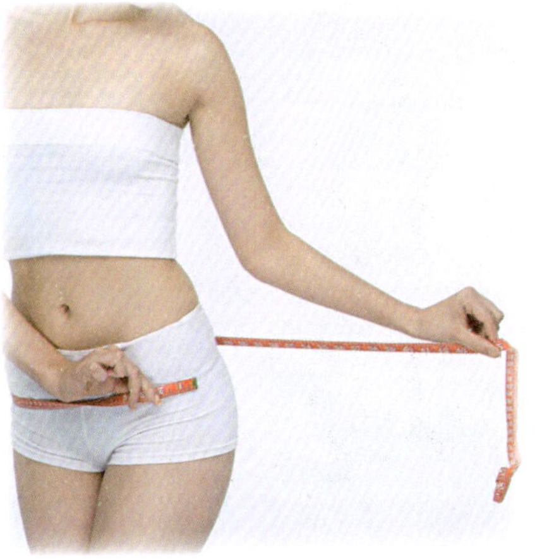

轻断食法维持代谢平衡

新陈代谢率指身体燃烧热量的速率。其受到以下三项因素的影响：体重（体重越重，人的新陈代谢率就越高）、活动程度（活动量大的人燃烧较多热量）及拥有的肌肉量（肌肉越多，新陈代谢率越高）。减肥速度变慢的原因之一就是，人轻断食时新陈代谢率也会跟着下降。随着人体重的减轻，新陈代谢率也会下降10%～15%。轻断食法在减掉脂肪的同时会尽量减少肌肉流失，因此有助于阻止新陈代谢率下降。轻断食法中，蛋白质饮食量要大，这有助于燃烧更多热量。人体在消化、分解蛋白质时，消耗的热量是消化脂肪或糖类时的10倍，这不会对减肥造成重大影响。

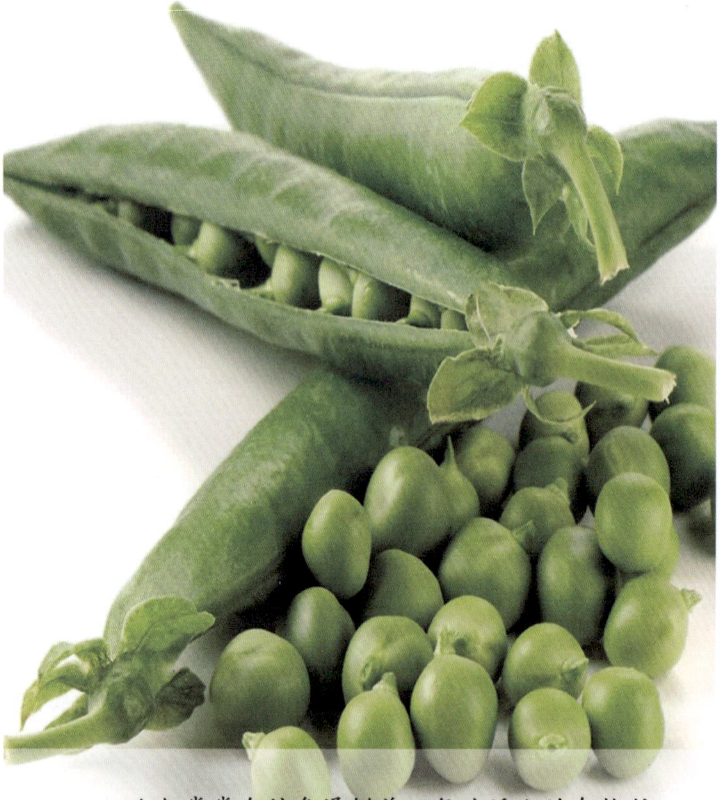

人们常常会被色泽鲜美、气味诱人的食物所吸引，但是人们的身体真的需要这些吗？

轻断食法见效快

减肥是苦工，轻断食者需要尽快看到成效。因此，快速减肥是让人继续维持下去的关键。减肥没有特效药，燃烧脂肪的过程很复杂，一个星期要消耗超过2千克脂肪，非常困难。但是，当人们采取轻断食法时就会看到，轻断食法的效果比每日节食法更佳，不仅能够帮助减下重量，而且减肥成果能够维持。实行轻断食法减掉的脂肪量，是传统每日节食法的1.5倍。第一个月之后，平均来说，轻断食者每周减0.5～1.4千克，之后减肥的速度就会慢下来。相比之下，每日节食的人每周仅会减0.3～1千克。轻断食者能减掉更多体脂肪，主要原因是他们摄取的整体热量较低。而他们甩掉的脂肪能高于预期，很可能是因为当他们的体重下降时，新陈代谢率下降的速度比每日节食者慢，这一观点到目前为止还未经证实。

减肥时身体的变化

衣服小两码或皮带往内缩一格、两格，能够让人感受到减肥的快乐。此时身体里也正在发生巨变，血压、血脂与激素分泌量都会降低，良性物质则会增加。这些改变会让人更长寿、更健康。吃得太多，会使人的身体细胞出现异常，提高罹患癌症、Ⅱ型糖尿病的风险，减肥则可以抑制甚至扭转这类风险。

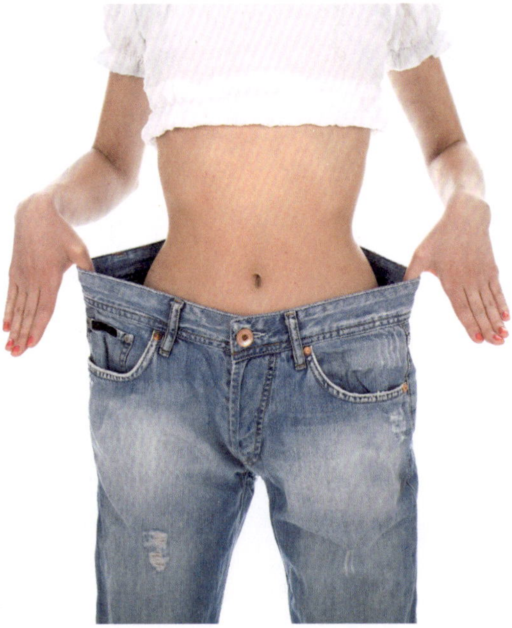

细胞运作过程

人的身体是由千百万个细胞构成的。虽然体内不同部位的细胞各有其专门功能，如专司其职的脑细胞、心脏细胞和骨细胞，但所有细胞的运作原理大致相同。在细胞中心的是细胞核，这是细胞的控制中心，当中包含了人类继承而来的基因（DNA）。基因是让这个人独一无二的图谱（如决定人的头发、眼睛与肤色）。控制细胞活动的是细胞核及身体内部送出的讯息，这些讯息会透过表面的接收器在细胞中开始运作。细胞可自行供给能量，也有自己的动力来源，那就是所谓的线粒体。每一个细胞里大约有1000个形如豆子的小型结构，为细胞提供必要的能量，以完成细胞的重要工作。细胞也会产生需要排泄的废物，因此，所有细胞也都有自己的废弃物处理机制，那就是溶酶体，这种物质会回收处理细胞的有害成分。

贪吃增重时身体的变化

如果人吃得太多，细胞就会吃太多，而太饱的细胞无法正常运作。当人摄取高于必要的热量之后，体内胰岛素等激素的就会增多，进而发出大量讯息给细胞，细胞则开始增长，产生更多新细胞。当细胞把所有的力气都用来生成与养大新细胞时，溶酶体的效率就会下降，重要的维护工作就被忽略了，因此废弃物累积成堆，损害也无从修补。而且，体内新生的细胞品质很差，它们没有能力修补损害与清除废弃物，这也就是许多疾病发生的起点，包括癌症。

饮食过量对细胞的动力厂——线粒体来说也不利。线粒体的数目会因此减少并且受损，不再分泌有保护能力的抗氧化剂。它们就像已经耗损的老旧电池一样，会开始漏出有害的“促成氧化”物质，损害细胞及周边组织。这样的伤害会造成发炎，如果不加以抑制，就会引发癌症、心脏病或糖尿病。

太饱的细胞，会因为它们从激素处接收到过多的讯息而变得功能不济，同时也会触动细胞里的某些基因，并关闭某些基因。最近的研究表明，年轻男子只要连续食用高脂肪、高热量的食物超过五天，就会启动体内和炎症、癌症有关的基因，导致他们的细胞出现有害的变化。反之，其他研究显示，少吃一点，而且吃对食物，如含“白藜芦醇”的食物可以扭转上述的损害变化，消除对身体有害的自由基。“白藜芦醇”是一种有保护作用的抗氧化剂，水果（尤其是葡萄和花生）里都有。

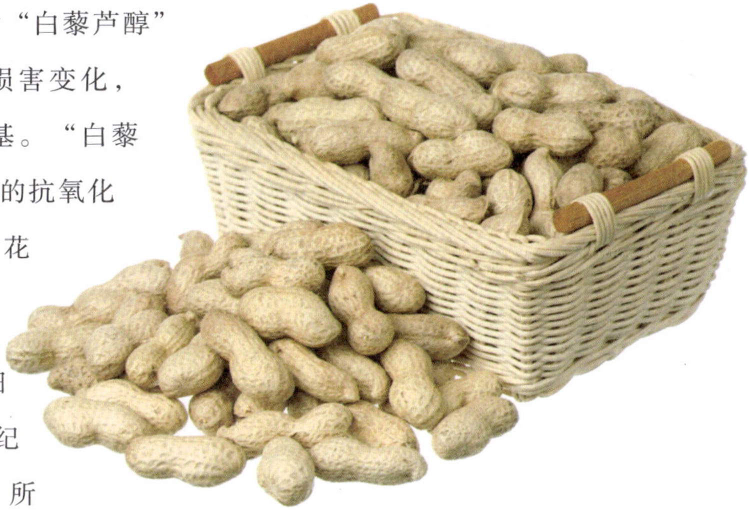

摄取过多热量时，细胞的活动状态就会跟年纪渐长时出现一样的变化。所以，吃进超过身体需要的食物量，会大幅加速生理时钟，让人未老先衰。

过重的危害

过重会增加罹患心脏病、中风、Ⅱ型糖尿病、痴呆症及其他12种以上疾病的风险，包括乳癌、大肠癌及食道、甲状腺、肾脏、子宫、胆囊、胰脏、皮肤等癌症，含有和血液、免疫系统相关的癌症，如白血病、多发性骨髓瘤和非霍奇金氏淋巴瘤。过重的人容易患关节炎、消化不良、结石、焦虑、忧郁、不孕及睡眠障碍等疾病。

严重过重（超过健康体重19千克以上）对健康造成的伤害和吸烟一样严重，会让预期寿命缩短7年。如果人过重又吸烟，预期寿命就会缩短14年。

利用轻断食法减少热量的摄入

限制热量并减肥，有助于扭转上述损害过程，并替细胞“大扫除”。当人们减少进食量，胰岛素等激素的分泌量会快速下降（在24小时之内），因此，它们放出的信号会带动细胞减少成长，让细胞多留点精力维持最佳状态，修补损害与排除废弃物。当受损的老旧线粒体被扫除，新的线粒体生成，就可以分泌更多抗氧化剂，有助于减缓细胞内及周边组织的发炎。减少摄取热量，也可以增加溶酶体的数量，并让它们在处理废弃物时更有效率。这些快速成效在轻断食24小时之内就会出现，这是轻断食法能够为人体带来健康益处的关键因素之一。

每一种节食法都如此有效吗

如果人过重，减少热量摄取并减肥，很可能产生上述所有效益。而轻断食法会比一般单纯减少热量的节食法更有益。轻断食那两天能降低胰岛素的分泌量，会比

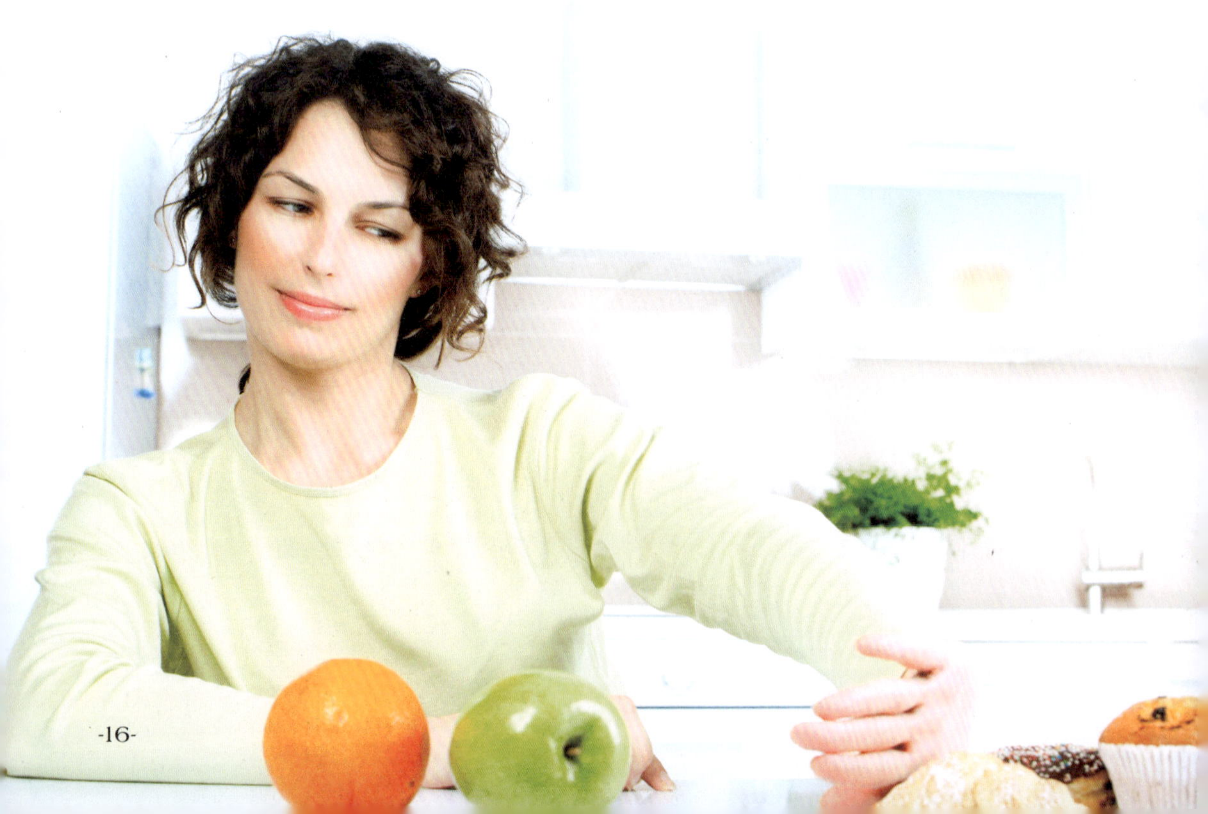

一般的单纯减少热量节食法低约40%，这是轻断食法健康效益的基础。

另外也有证据显示，摄取的热量越低，体内废弃物处理的运作过程也越有效率，这也是轻断食带来的额外的益处。限制热量摄取也会为脑细胞带来好处，就像身体其他部分也会获益一样。在美国巴尔的摩市国立老化研究院任职的马克·马特森博士曾经指出："在一周内某几天减少热量摄取，而不是每天都减少，可以预防阿尔兹海默症、帕金森病症及其他脑部退化疾病。"

细胞"衰老"会如何

每一个健康细胞的寿命都有限，必须用新细胞取而代之。这种生生不息是很自然的过程，但身体因为过重与缺少活动而无法适当运作时，这项机制就会被干扰，已经"寿终正寝"的细胞，即"衰老"细胞仍会留在体内，而它们和癌症、心脏病与糖尿病很有关系。目前已经证明，减少热量摄入可确保"衰老"细胞都被扫除掉。

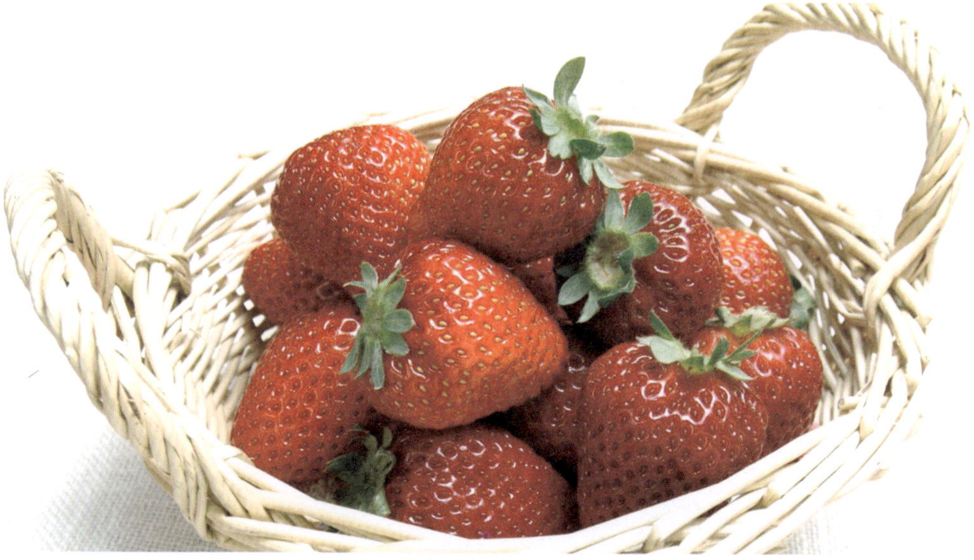

第二章
轻断食的相关研究及作用

第一节　轻断食的研究启蒙

对大部分野生动物来说，三餐不济是生活的常态。远古的人类祖先很少一天进食多次。他们猎捕动物，狼吞虎咽，然后长时间没有食物。人类就是在食物匮乏但偶尔可以饱餐的环境中进化的。

当然，如今的环境天差地别。人们开始频繁地进食。自愿暂时放弃食物，进行断食，似乎极为奇怪，而且这么做好像有害健康。所以很多人认为一天应该至少吃三顿正餐，两餐之间还要享受一些点心。在正餐与点心之外，我们也吃个不停：一会儿喝一杯加了很多牛奶的卡布奇诺，一会儿吃一块饼干，或基于“健康”的考虑来一杯果汁。

很久以前，父母教导孩子“正餐之间不要吃东西”，那个年代已经过去了。在最近的一项美国研究中，研究员比较了两万八千位儿童与三万六千位成人最近三十年的饮食习惯，结果研究员发现“饮食活动”之间的空当平均缩短一小时。也就是说，最近三十年来，人们“没在进食”的时间锐减。三十年前，成人进食的间隔约为四个半小时，并要求儿童在两顿正餐之间的四小时左右不吃东西。现在，

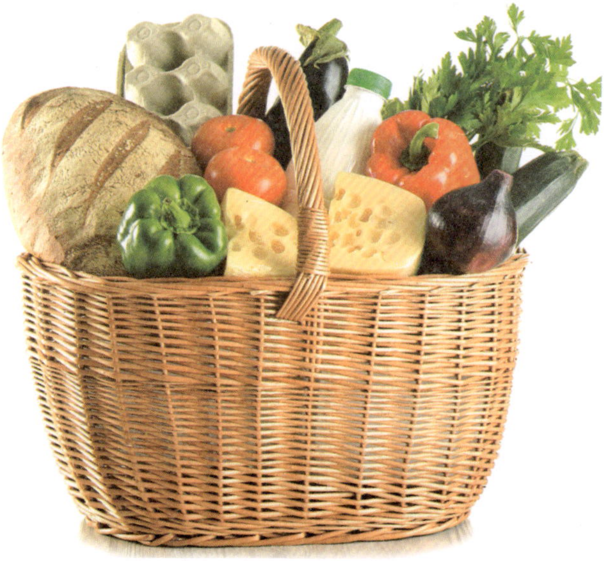

成人降到三个半小时，儿童降到三小时，这还不包括饮料及小点心。

“少量多餐更健康”的观念，一部分出自零食厂商及时尚的减肥书，但也得到了医学界的支持。他们主张少量多餐，是因为这么做不容易因为饥饿而大啖高脂的垃圾食物。也有一些研究显示，少量多餐有益健康，但前提是没有因此摄取过量的饮食。可惜，在现实中，每餐过量却是实际的情况。

在上述研究中，研究者们发现与三十年前相比，人们每天多摄取约756千焦的能量，大部分来自含牛奶的饮料、果汁、碳酸饮料，吃的正餐也更多，平均每天多摄入504千焦。也就是说，人们没有因为吃点心而减少正餐的分量，反而食欲更旺盛了。

如今，整天吃吃喝喝已经是人们生活的常态，人们也认为生活本该如此。若是有人提出反其道而行其实有好处，简直是骇人听闻。如果有了第一次的断食经验，人们就会对自己及对食物的态度都有所改观。

◆ 发现自己在没必要进食的时候进食。吃，只是因为东西就在那里，担心自己稍后会饿，或纯粹出于习惯。

◆ 很多人以为饿了以后，饥饿感会不断攀升，直到忍无可忍。其实饥饿感会逐渐消退，只要彻底饿过一次，就不会再害怕饥饿的感觉了。

◆ 很多人以为断食会让人精神涣散，但事实是断食后感官更敏锐，思路更清晰。

◆ 怕自己会因断食而濒临昏倒，事实证明，身体的适应力惊人，更有许多运动员都认可在断食时进行运动练习。

◆ 很多人认为断食会难如登天，其实断食并不难。

尽管大多数宗教都倡导断食，但是教徒一直以为那主要是为了考验个人的意志力及信仰的虔诚度。断食可能有锻炼灵性的潜在好处，但它对健康的效益却因人而异。

也有一些重视保健的朋友一直鼓励断食，他们认为，断食可以“让肝脏休息”，还能“排毒”。但这在受过医学训练的怀疑论者看来，这两个解释都完全没有道理。记得一位朋友在断食两周后，他的尿液发黑，证明身体正在排毒。而怀疑论者则认为那证明他是一个无知的人，尿液发黑一定是在伤身。

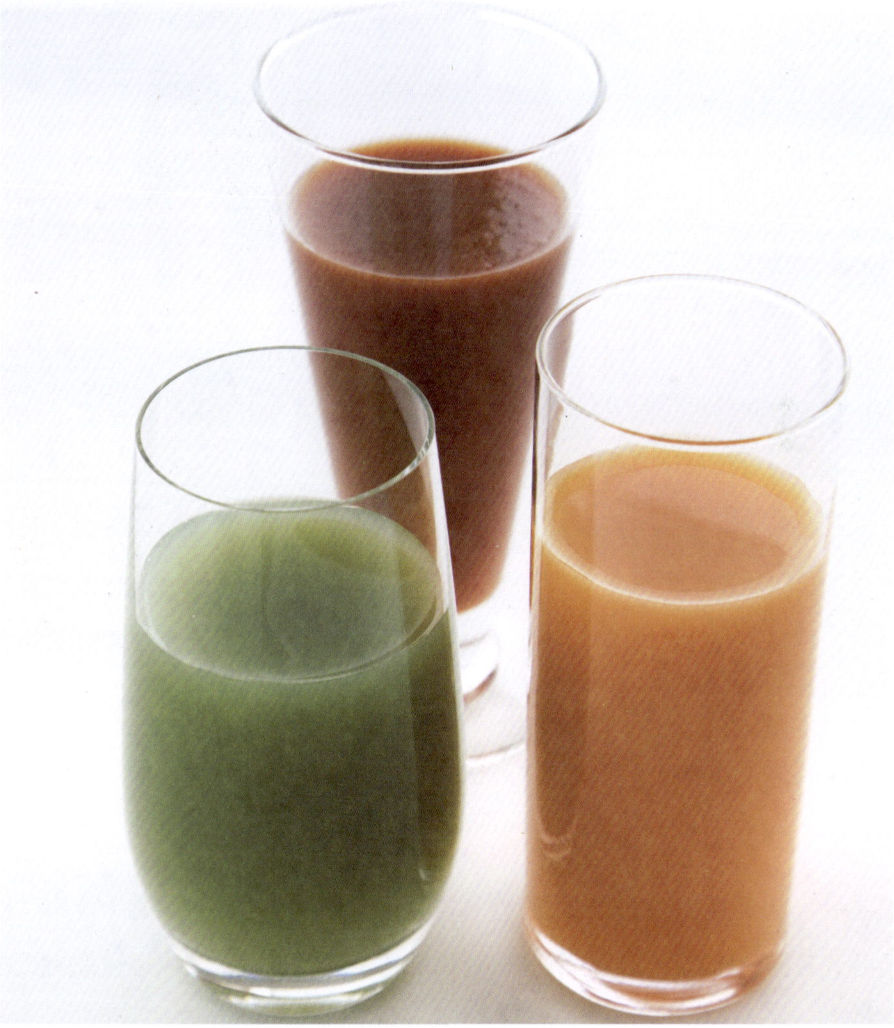

断食与毒物兴奋效应

举个简单的例子：运动。跑步或举重实际上会破坏肌肉，导致肌肉轻微撕裂。但只要运动不过量，身体的反应就会是修复肌肉，而且是修复得比原本更强壮。

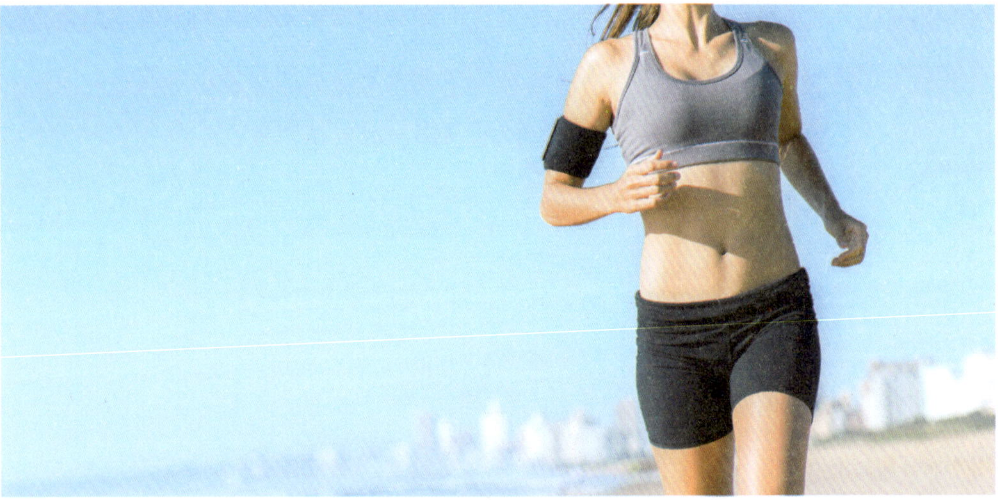

蔬菜是另一个例子。人们都知道蔬果多多益善，是因为蔬果含大量的抗氧化物。抗氧化物有益健康，则是因为可以清除体内的危险自由基。这条解释“蔬果为什么有营养”的说法举世公认，却几乎完全错误，或至少是不够全面。蔬果的抗氧化物浓度跟蔬果提取物给人们的显著健康效益，根本不成比例。不仅如此，长期实验显示，从植物中萃取抗氧化物，浓缩后充当药用保健食品给人服用，其健康效益令人存疑。例如，直接从胡萝卜中摄取的β胡萝卜素于健康有益，但是从胡萝卜中萃取的β胡萝卜素给癌症患者当营养品，却可能会导致他们的病情恶化。

蔬菜对人体健康有益的真实原因可能跟人们想的截然不同，可以从毒物兴奋效应来剖析。

思考一下这个明显的谜题：在野外，苦味通常代表有毒，应该避免食用。植物会制造各式各样的植物化学物，有些植物化学物是天然杀虫剂，以避免像人类这样的哺乳动物食用它们。这些植物的苦味摆明了是警告：“离我远一点。”因此，从进化的观点来看，人类应该讨厌并回避有苦味的食物。尽管如此，有些特别有益健康的蔬菜，如苦瓜，却苦到很多人在成年之后依旧不爱吃。

这个谜题的解答是，这些蔬菜的苦味来自具有潜在毒性的化学物质。这些化学物质在蔬菜中的含量很低，不会伤害人体，反倒是会引发压力反应，启动人体中负责保护及修复身体健康的基因。

断食对身体的积极影响

许多人们一开始觉得有害的事情，如食用苦味的蔬菜、跑步、间歇式断食，其实都不会伤身。做这些事造成的痛苦，似乎正是健康效益的一部分。长期挨饿显然非常不利于健康，但短时间的断食却并不会伤身而且事实正好相反。

美国南加州大学长寿研究所所长瓦尔特·隆戈（Valter Longo）博士的研究重心在于老化的成因及如何避免罹患与老化有关的疾病，如癌症和糖尿病。

瓦尔特长年研究断食，并且身体力行。他依据自己的研究成果生活，遵循祖父母低蛋白质、低热量的饮食习惯，因而精力充沛。

除了严格遵守饮食规范，瓦尔特也不吃午餐，以维持体重。此外，他每半年左右就做一次长达几天的断食。这样一位高瘦而有活力的意大利人，最能鼓舞准备断食的人了。

瓦尔特对断食充满热情，主要是因为他自己及其他人的研究显示，断食的健康效益很大，而且可以测量。即使停止进食的时间很短暂，也能启动不少所谓的修复基因，带来长期的益处。许多初步证据显示，定期短暂的断食会引发身体长期的变化，有助于防范老化和疾病。断食的妙处还在于，它的一切效益都是自然出现的。

断食与长寿

早期，断食效益的长期研究几乎都用啮齿动物做实验。这些研究对断食的分子机制提供了重要的信息。

在一项早期研究中，分为断食组和非断食组，断食组实验鼠的断食频率分为每四天断食一天、每三天断食一天、每两天断食一天。研究员发现，断食组寿命比对照组更长，断食频率越高越长寿。他们也发现，断食的老鼠体型正常。之后的许多研究都确认了断食的价值，至少啮齿类的动物实验是如此。但断食为什么有好处？机制是什么？

瓦尔特以自己的基因工程鼠做实验，这种老鼠叫做侏儒鼠或拉容鼠。这些老鼠虽然小，却长寿。

一般老鼠的寿命大概是两年，拉容鼠的寿命将近其两倍，若是同时限制热量的摄取，很多都能活到将近四岁。以人类来说，等于接近170岁。

拉容鼠不但长寿，更耐人寻味的是，其一生几乎都健健康康。它们似乎不太会罹患糖尿病或癌症，死亡时，多半是自然因素，解剖时通常根本找不到死因。它们似乎是单纯地突然死亡。

这些老鼠长得小巧又长寿，是因为它们经过基因改造，身体不会回应IGF-1（类胰岛素一号生长因子）激素。IGF-1正如其名，对于促进全身细胞生长几乎都有效用。也就是说，它让细胞随时保持活跃。在小时候及发育期间，就需要适量的IGF-1与其他的成长要素，但长大后，如果IGF-1的浓度居高不下，则会加速老化及癌症的发病率。瓦尔特说，其实那就像开车时一直踩着油门，全程都在飙车一样。“想象一下，如果不偶尔送车子进厂维修，只是一个劲地行驶。到最后，车子一定会坏掉。”瓦尔特专门研究怎样将行驶时间拉到最长，尽量保持高速，同时享受人生。他认为答案是定期断食。因为断食是有益健康的机制之一，正是让身体减少制造IGF-1。

IGF-1是许多老化疾病的关键，不但对拉容鼠之类的基因工程老鼠来说如此，人类也如此。最近几年，瓦尔特都在研究厄瓜多尔拉容侏儒症。这是一种极为罕见的基因缺陷，全世界患者不到350人。拉容症候群患者的生长激素受体畸形，体内IGF-1的浓度也非常低。以基因工程打造的拉容鼠也有类似的生长素受体畸形。

罹患拉容侏儒症的村民通常极为矮小，很多人不到122厘米。但他们最令人惊讶的特征是，他们似乎不会罹患糖尿病、癌症这些常见的疾病。

事实上，瓦尔特说，尽管已经研究了很多年，但他还没发现拉容侏儒症的患者死于癌症，一个都没有。可是患者的亲属，那些来自相同的家庭但没有患拉容侏儒症的亲人，确实会得癌症。

可惜，IGF-1不能揭开长寿的秘密。拉容侏儒症患者不像拉容鼠那样特别长寿。他们的确很长寿，但不是极为长寿。瓦尔特认为，或许是他们情愿享受人生，没有特别关心自己的生活习惯。“他们抽烟，摄取高热量的饮食，他们会对我说：‘有什么关系，反正我免疫。’”

瓦尔特认为，他们情愿随心所欲地生活，在85岁过世，不想小心翼翼地过日子，活到也许100岁以上。他很想说服一些患者采用健康的生活方式，看看结果如何，但他知道，自己活不到出结果的那一天。

断食与基因修复

除了降低体内的IGF-1浓度，断食也能够启动不少修复基因。目前原因不明，但从进化的角度推测，原因可能是：只要人们有充足的食物，身体优先考虑的就是追求身体成长、性爱、繁衍后代。大自然对人类没有长期计划，不想将资源浪费在人们的老年。一旦人类繁衍了后代，就没有了存在的价值。那么，假如人类决定断食会怎样？身体的初步反应是惊讶。身体会向大脑发送讯号，提醒人类肚子饿了，催促人类出去觅食。但人类忍着不吃。接着，身体会判断既然进食量及进食频率都比平常少，必然面临了饥荒。遇到饥荒时，没道理将能量耗用在成长或性爱上。身体最明智的抉择是将宝贵的能量用在自我修复，维持人的健康，直到丰饶的日子再度降临。结果，身体除了停止继续踩油门，也在细胞层次启动修复机制。

限制热量摄取的效果之一，是启动自体吞噬的过程。自体吞噬，就是身体分解老旧细胞与疲惫细胞，予以回收利用的过程。就像汽车，如果想保持优良的车况，拆换损坏或老旧的零件是必要的。

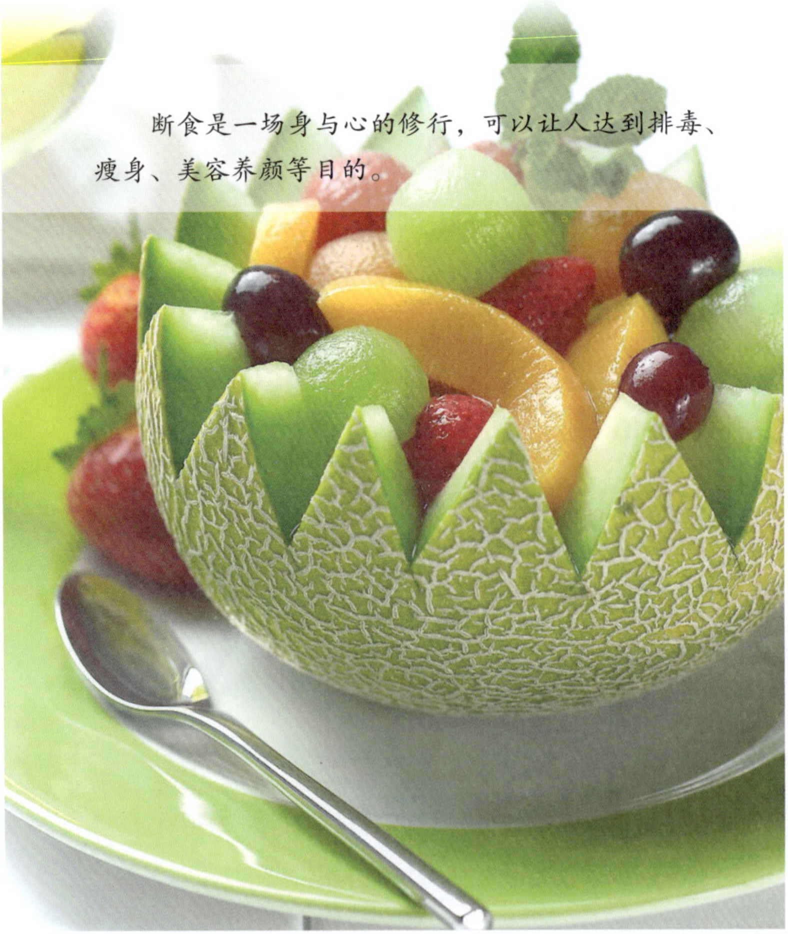
断食是一场身与心的修行，可以让人达到排毒、瘦身、美容养颜等目的。

瓦尔特认为，身体质量指数超过25的人，多半都可以从断食中受益。但他也认为，如果人打算断食一天以上，就应该到合格的断食中心进行。他说："长时间断食是很激烈的手段。如果做得好，身体将获益匪浅。但做得不好的话，也会造成严重的伤害。"进行持续数日的断食，血压会降低，新陈代谢率会大幅改变。有的人会昏厥。

瓦尔特还研究断食对癌症的影响，而且效果最佳的似乎正是长时间断食，而不是间歇式断食。他指出，第一次断食几天，可能有点难受。"身体习惯了高浓度的葡萄糖和胰岛素，需要一点时间才能适应。但迟早会挺过去的。"

第二节 轻断食的前身

隔日断食

隔日断食是研究最广泛的短期断食之一。隔日断食一如其名，每隔一天就停止进食一天，或只摄取少量的食物。一位以人类为实验对象进行隔日断食研究的学者是芝加哥伊利诺斯大学的克丽丝塔·瓦乐蒂（Krista Varady）博士。她研究的断食方式也称改良版隔日断食。

她对人类志愿者进行实验。在断食日，男性一天可摄取约2520千焦的能量，女性克摄取2100千焦。在她的断食规划中，所有的热量一次摄取完毕，通常是午餐。在进食日，则是爱吃什么就吃什么。

克丽丝塔很讶异地发现，尽管进食日没有饮食限制，但被试者不会疯狂大吃。

“实验开始的时候，我以为他们会在第二天吃下第一天175%的食物分量，完全补足少吃的部分，所以不会变瘦。可是大部分人吃了约110%，只比平常稍微多一点。虽然还没测量过，但我想应该是胃部尺寸的关系，得看胃能撑得多大。因为要吃下平时食量的将近两倍，其实相当困难。时间够久的话是可以把胃撑大，肥胖症的人胃部都变大了，一天可以容纳也许21 000千焦的食物。假如突然间要吃下那么多食物，实际上很难。”

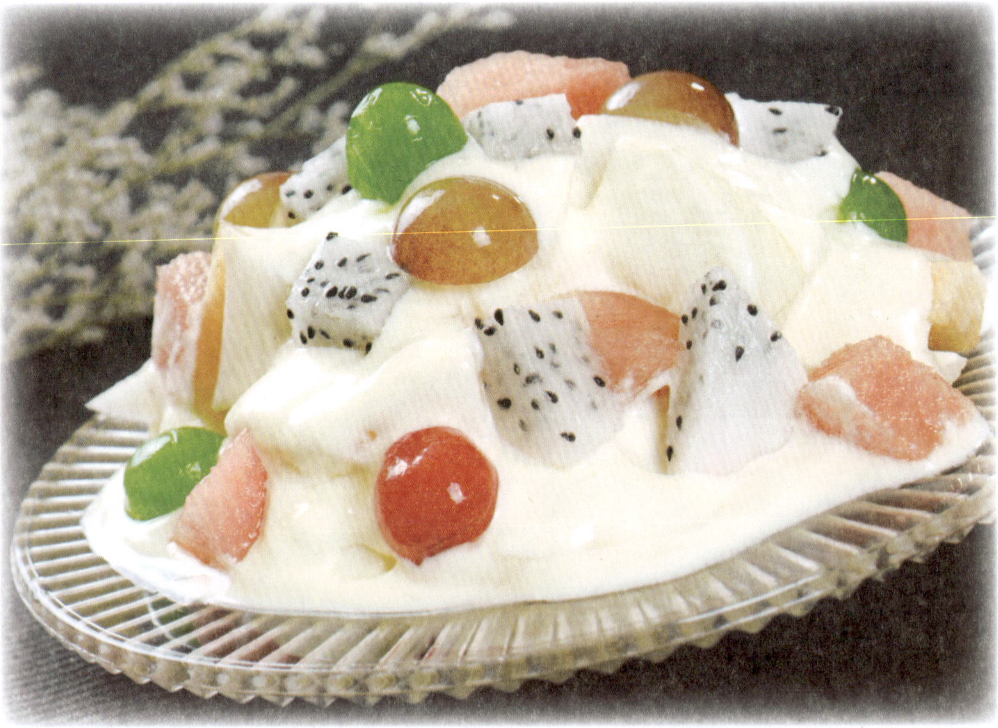

在早期研究中，她要求被试者遵守低脂的饮食，但克丽丝塔也想知道，如果允许被试者摄取典型的高脂饮食，隔日断食是否有效用。因此她请33位肥胖症的被试者进行八周的隔日断食。开始前，志愿者分为两组：一组摄取低脂饮食，吃低脂奶酪和乳制品、极瘦的肉类及大量蔬果；另一组可以吃意大利千层面、比萨等一般美国人的日常饮食。美国人的日常饮食中，35%～45%是脂肪。

研究员跟志愿者都以为低脂饮食组的减肥成绩会胜过高脂组，可是研究发现恰恰相反。高脂饮食的志愿者平均减轻了5.59千克，低脂组减轻了4.19千克。两组被试的腰围都少了约7厘米。

克丽丝塔认为，出现这种状况的主要原因是执行的难易度。可以偶尔摄取高脂饮食的志愿者，比只准吃低脂食物的人更能遵守规定，纯粹是因为他们觉得伙食好多了。而且，不光是减轻体重，两组的低密度脂蛋白胆固醇及血压都降低很多。这表示他们罹患心血管疾病、心脏病、中风的风险都下降了。

克丽丝塔不鼓励大家大啖垃圾食物。她很希望隔日断食的人提高蔬果的摄取量。克丽丝塔恼怒地指出，医学界倡导大家采取健康的生活方式已经数十年，但照办的人并不多。她认为，营养师应该将大家的实际生活方式考虑在内，不要只想着建议大家怎么生活最健康。

间歇式断食的另一项重要优点是似乎不会减少肌肉，但一般限制热量的减肥方式则会让肌肉变少。克丽丝塔不清楚原因，她打算继续研究下去。

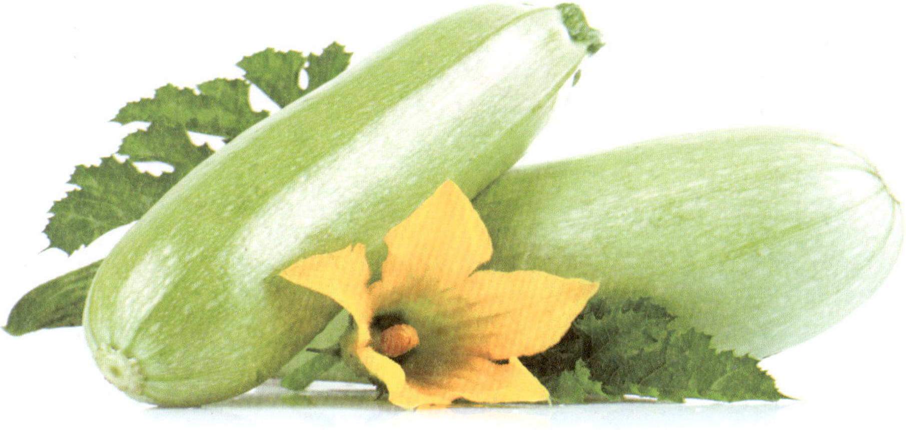

两日断食

英格兰曼彻斯特的威森萧伊医院创世纪乳腺癌预防中心的营养师蜜雪儿·哈维（Michelle Harvie）博士在女性志愿者的协助下进行过很多研究，评估两日断食对人体的影响。在最近的一项研究中，她将115位女性分为三组：一组必须遵守6300千焦的地中海式饮食，同时鼓励她们避免高脂食物及饮酒；另一组每星期正常进食五天，但另外两天允许摄入2730千焦的糖类饮食；最后一组每星期有两天不能吃含糖类食物，但不限制热量。

三个月后，两日断食的女性平均减重4千克，几乎是全程限制热量那一组的两倍，她们的平均体重只减少了2.4千克。两日断食组的胰岛素抵抗也大幅改善。

蜜雪儿的研究重点是怎样饮食才能降低乳腺癌的发病率。肥胖及胰岛素抵抗，都是乳腺癌的危险因素。她指出，创世纪乳腺癌预防中心研究间歇式断食已经六年有余，研究显示，每周两天减少摄取热量的益处不输给一般限制热量的饮食方式，而且效果可能更好。“目前，我们的研究结论是，与天天节食相比，间歇式断食是另一种安全可行的减肥方法，体重也能维持轻盈。”

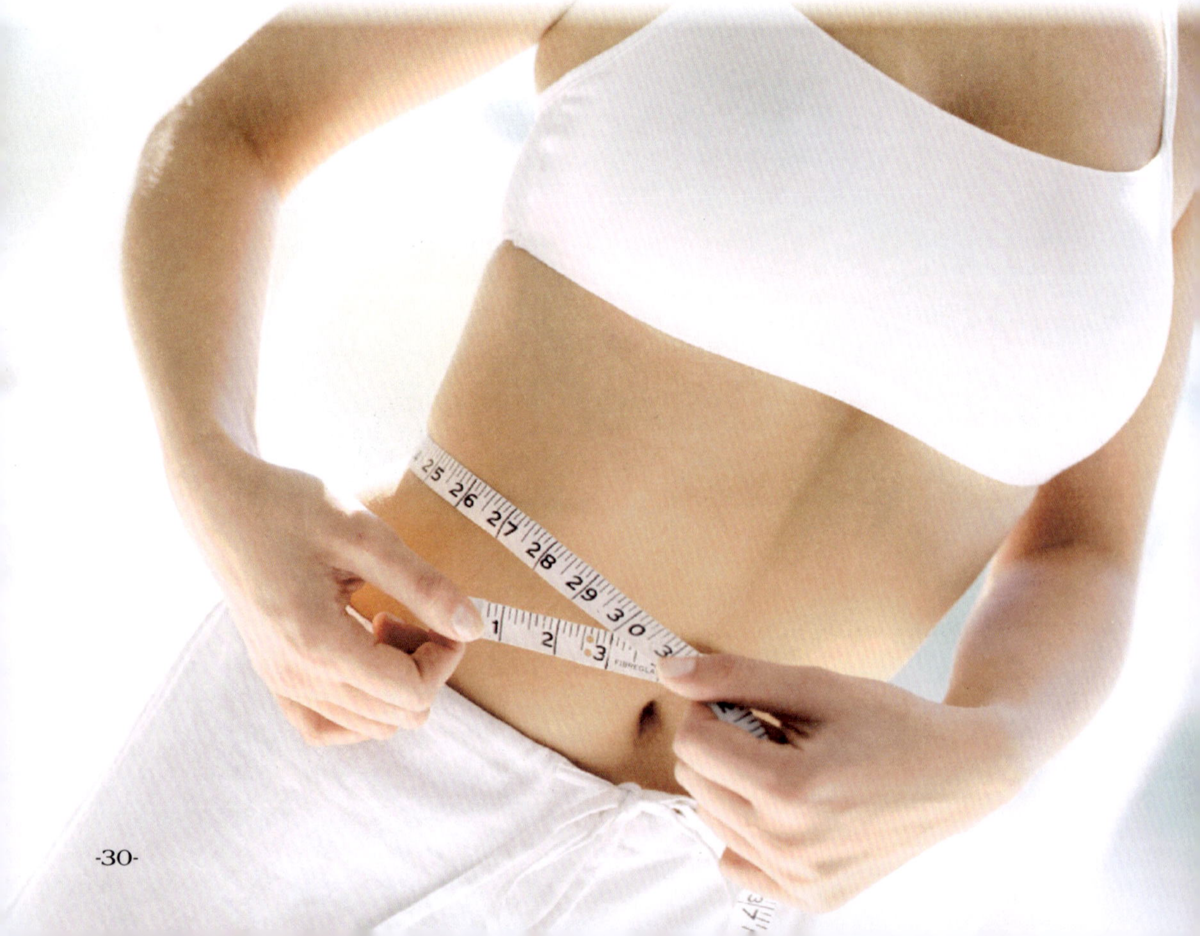

第三节　轻断食的益处

远远不止是瘦

简言之，轻断食的做法是，人在一星期中选2天摄取2100千焦或2520千焦能量，其他5天的饮食不要严重过量。

如何保证间歇式断食的作用？最近一项研究指出，进食的时机几乎跟饮食的种类一样重要。

在这份研究中，沙克生物学研究中心的科学家给两组老鼠高脂的饮食。老鼠的伙食分量都一样，唯一的差别是一组老鼠没有限制进食的时间，想吃就吃。另一组老鼠则只有八小时的时间提供食物，亦即一天之内有十六小时它们被迫禁食。

一百天后，两组老鼠的健康差异极大。随时吃得到高脂食物的老鼠胆固醇变高，血糖也高，肝脏也受到损害。被迫每天禁食十六小时的老鼠虽然得到的伙食分量及伙食品质都一模一样，并没有那么胖（低28%），肝脏损害也较少。它们身体的慢性发炎也比较轻微，表示它们罹患一些疾病的风险降低了，包括心脏病、癌症、中风及阿尔茨海默症等。

研究员对此的解释是进食的时候，胰岛素浓度会提高，身体便处于囤积脂肪的模式。只要禁食几小时，身体便能关闭囤脂模式，启动燃脂机制。因此，如果你不时吃东西，身体便会不断制造脂肪、囤积脂肪，结果便是肥胖症及肝脏损害。

至此，断食不但好处多多，而且有助于减肥。研究显示，断食可以改善情绪，保护大脑，避免记忆力下降及认知能力变差。

保护大脑抗衰老

马克·马特森是美国国家卫生研究院老化研究所的神经科学实验室主任，一位备受尊崇的大脑老化的专业领域的科学家。他的研究显示，断食有助于对抗阿尔茨海默症、记忆力下降、记忆丧失之类的疾病。

通常，随着年岁增长，大脑会逐渐萎缩，但一份研究发现，海马是大脑记忆不可或缺的区域，而经常走路者的海马会变大。在核磁共振影像中，经常走路的人跟整天坐着不动的人相比，大脑平均年轻两岁。

马克的父亲死于阿尔茨海默症。他父亲的病情确实让他深入了解了阿尔茨海默症患者大脑认知退化的问题。

人们迫切需要解决之道，因为阿尔茨海默症及其他形式的大脑认知退化一旦确诊，即使有可能减缓病情发展，却无法阻止其继续退化。病人的病情可能不断恶化，需要别人二十四小时照顾的时间可能长达好几年。到最后，连自己深爱过的人都可能不认得。

那断食有什么用？

马克的老鼠也经过基因工程的改造，但他的老鼠改造成了容易罹患阿尔茨海默症。他说老鼠必须穿过迷宫才能得到食物。有些老鼠轻松走出迷宫，有的却迷失方向，找不到路。这一类的任务，用意是找出记忆开始退化的老鼠，它们很快就会忘记自己走过的迷宫通道。

若是这些老鼠的饮食是典型的垃圾食物，它们记忆走下坡的年纪甚至比饮食正常的老鼠更早。他们让老鼠摄取高脂、高糖的饮食，结果影响很大。这些老鼠早早就出现学习及记忆障碍，类淀粉样蛋白沉积变多，也更难在迷宫中找到路。也就是说，垃圾食物让这些老鼠又胖又笨。

这些患阿尔茨海默症的老鼠若是正常饮食，很快便会出现记忆问题。到了一岁时——相当于人类的中年，它们通常已经有明显的学习障碍及记忆问题。至于间歇式断食的老鼠，它们往往在二十个月后才会出现记忆减退迹象。它们只有到了晚年，才真的开始退化。换算成人类的岁数，相当于将出现阿尔茨海默症迹象的年龄从五十岁延后到八十岁。

在马克的断食老鼠身上，脑部的一个重大变化是一种称为BDNF（brain-derived neurotrophic factor，大脑衍生神经滋养因子）的蛋白质产量提高。研究显示，BDNF可刺激干细胞变成海马中的新神经细胞。前文提过，海马是维持正常学习及记忆的关键大脑区域。

但断食为什么能刺激海马成长？马克指出，从进化的角度来看，这其实很合理。毕竟，在食物匮乏的时候，人就必须变得聪明机灵。“在食物有限的地区，记住哪里有食物、哪里有危险、哪里有掠食者等信息，对动物很重要。他们认为，以前的人若是能够在饥饿的时候提高认知能力，就有保住性命的优势。”研究人员所做的研究是让志愿者断食，接着，以核磁共振影像观察他们的海马是否随着时间出现尺寸变化。这些技术曾经用在测量运动习惯上，如走路是否能增加海马的尺寸。

改善情绪抗抑郁

根据马克的研究，大家觉得间歇式断食比较容易做到，一大原因是间歇式断食对BDNF的影响。BDNF似乎不仅能减缓大脑老化造成的心智衰退，而且能够改善人的情绪。

有许多研究资料显示，BDNF水平的提高有类似抗抑郁药物的效果，至少对啮齿动物是如此。在一项研究中，研究员将BDNF直接注入老鼠的大脑，发现效果跟按时服用典型的抗抑郁药物类似。另一项研究报告指出，以电击疗法治疗重度抑郁症患者之所以有效，有一部分原因是电击能提高BDNF的浓度。

马克相信，一周断食两天只要持续几周，BDNF浓度便会开始上升，抑制焦虑感，改善情绪。目前他没有可以充分支持这项主张的人体实验数据，但他正与志愿者合作，按时采集脑脊液，以测量人体在间歇式断食期间的变化。要参与这项实验必须定期做腰椎穿刺，但马克指出，很多志愿者已经出现认知能力退化的早期迹象，因此，参与实验的动机非常明显。

马克积极研究间歇式断食的益处，大力宣扬，因为现在肥胖症如此普遍，令他非常担心。他也认为如果人们考虑尝试间歇式断食，越早开始越好："阿尔茨海默症患者因大脑老化而出现认知能力的退化，但他们大脑的神经细胞中的分子其实很早就开始转变了，大概始于患者出现学习及记忆问题之前的几十年。因此，调整饮食习惯务必要趁早，从年轻或中年时开始，就能减缓这些大脑退化的速度，让大脑在九十岁时依然能够正常运作。"

间歇式断食不仅有益于大脑，也能改善身体的其他状态，如心脏、血液、患癌风险，健康效果都可以测量出来。

控制糖尿病，降低血糖

人们进食的时候，尤其是进食高糖类食物的时候，血糖会升高，身体会开始大量释放胰岛素。葡萄糖是细胞的主要燃料，但血液中的葡萄糖浓度不宜太高。胰岛素是一种激素，它的任务是调节血液中的葡萄糖浓度，不能太高，也不能太低。胰岛素通常会非常精确地自行调节浓度。如果胰岛β细胞拼命制造胰岛素的话，就会出问题。

胰岛素从血液中汲取血糖，转化为稳定的糖原，储放在肝脏或肌肉中，视需求而释出使用，但很少有人知道胰岛素也能控制脂肪。它可以抑制脂肪分解，囤积脂肪。同时，它会强迫脂肪细胞接收并存放血液中的脂肪。也就是说，胰岛素过高也会让人变胖。高浓度的胰岛素会增加脂肪的囤积，浓度低则会消耗脂肪。

现今，人们越来越习惯一直摄取大量的高糖类的食物及饮料，以至于身体必须释放越来越多的胰岛素，以应付激增的血糖。胰岛β细胞为了应付需求，便会释放更多胰岛素，导致更大量的脂肪囤积。这种情况应该极力避免。如果胰岛β细胞持续制造胰岛素，细胞最后会对胰岛素产生免疫。

细胞若对胰岛素产生免疫，血糖浓度就会居高不下，就易患Ⅱ型糖尿病。全世界都在面临这个问题。

最近二十年，糖尿病患者人数增加了近十倍，而且增长速度没有减缓的迹象。

糖尿病患者血液循环差，患心脏病、中风、性功能减退、失明等的风险都很高。糖尿病也跟大脑萎缩和阿尔茨海默症相关。

避免糖尿病的一个方法是多运动，避免食用会导致血糖激增、胰岛素浓度变高的食物。而且，断食也能改善糖尿病的病情。

在一项研究中，八位健康的年轻人每隔一天断食一次，一次禁食二十小时，为期两周。按照规定，断食日从晚间十点之前禁食到第二天晚上六点。其他时候则可以大吃，以确保体重不会下降。这项实验的目的是检验所谓的节俭假说，即我们是在有一餐、没一餐的年代完成进化，因此最佳的饮食方式便是模拟那个年代的生活。两周后，志愿者的体重及体脂肪结构维持不变，但他们对胰岛素的敏锐度却大为不同。经过两周的间歇式断食，志愿者血液中循环的胰岛素分量虽然一样，但储存葡萄糖或分解脂肪的能力都提高了很多。

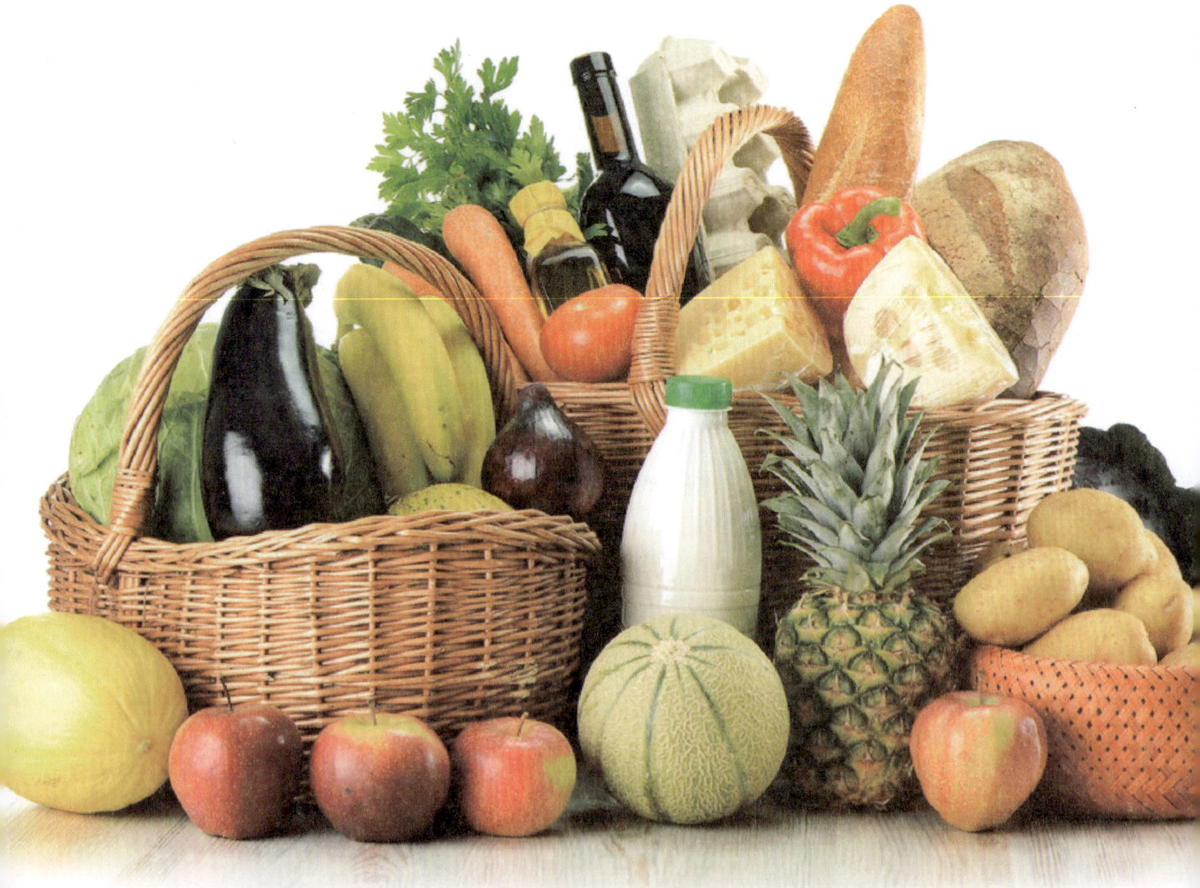

研究人员认为："我们让被试者经历饱足与饥饿的循环，改善了他们的新陈代谢。"他们补充说："据我们所知，这是第一份通过间歇式断食调节胰岛素分泌，进而提高对全身葡萄糖摄取及脂肪组织分解能力的人体研究。"医生们总是建议血糖高的病人要摄取健康的饮食，但效果通常不尽如人意。试试间歇式断食，说不定会产生意想不到的效果哦！

远离癌症

细胞不停地复制，取代死亡、老旧、坏损的组织。一旦细胞变异，失控地成长，就会变成癌症。像IGF-1这种会刺激细胞成长的激素若是在血液中浓度很高，便可能提高患癌的风险。

癌症在恶化之后，一般的选择是手术、化学疗法或放射疗法。手术的作用在于移除肿瘤，化学疗法及放射疗法则是为了毒死肿瘤细胞。化学疗法及放射疗法的主要问题在于，这样不但会杀死肿瘤细胞，也会一并杀死或损害肿瘤周围的健康细胞，而且特别容易伤害到分裂速度很快的细胞，如发根细胞。

前文提过，瓦尔特证实了即使人们禁食的时间很短，身体也会放慢追求成长的步调，启动修复、求生模式，等待食物再度丰足的日子降临。这是正常细胞的情况。但癌细胞不一样，它们不受控制，不管环境怎样恶劣，它们照样自私地生长。这种“自私”的特质是人类的机会，至少理论上是如此。如果在化疗之前断食，便让人体的正常细胞进入蛰伏状态，癌细胞则四处流窜，因此比较容易挨打。

瓦尔特的另一份研究报告显示，断食提高了多种癌症化疗成效。跟许多研究一样，他们的实验对象是老鼠。诺拉·昆恩（Nora Quinn）在《洛杉矶时报》上关注了对此项研究的相关报道。

诺拉初次发现异常是在一个早晨，她摸到乳房的皮肤下有一颗核桃大的肿块。她去看医生，医生切下肿块，交给病理学家化验。病理报告上说，她患有侵袭性乳腺癌。她做完了放射疗程，即将开始化学疗程，这时她在报纸上看到瓦尔特的老鼠实验报道。

她向瓦尔特求教，但瓦尔特拒绝了她，因为他没有做过人体实验，不能保证化疗前夕断食的安全，不能鼓励诺拉这样的人尝试断食。

诺拉没有气馁，她决定在第一次化疗期间断食七天半。她的试验结果如下。

“进行第一次化疗后，不太觉得恶心，却掉了头发，还以为断食没效果。”第二次，她没有断食，只有中度恶心。心想：“只为了免除中度恶心就断食七天半，实在不划算。”就不断食了。所以，第三次化疗的时候她没有断食。事后，她觉得自己错了。“身体很不舒服，没办法用言语形容那有多难受。很虚弱，觉得自己被下毒了，不能起身。觉得很像在果冻里走路，实在惨到极点。”

消化道的细胞需要不时替换，所以生长速度很快。化学治疗可能会杀死这些细胞，这是化疗导致病人严重不适的一个原因。

到了第四次化疗的时候，诺拉决定再度断食。这一次便轻松多了，恢复的状况良好。目前她没有复发癌症。

诺拉相信自己从断食中受益，但不能确定断食给她的帮助到底有多大，因为她没有参与严谨的医疗实验。不过，瓦尔特跟他的同事确实研究了她的经历及其他十位也决定断食的癌症病患。他们全部报告化疗后不适减轻，较少出现严重的症状。包括诺拉在内的大部分人，血液检验也有了起色。例如，白细胞及血小板在断食时的复原速度比没断食的时候快。

她的经历及其他癌症病人的相似经历的确启发了更多的研究计划。例如，瓦尔特跟同事完成了一项临床实验的第一阶段，研究在化疗前后进行断食的安全性，结果是安全的。

断食的时间不论长短，都能降低IGF-1的浓度，进而降低多种癌症的风险。但还有什么证据显示间歇式断食可减少癌症风险？蜜雪儿·哈维博士已经研究这个主题一段时间了。

蜜雪儿最近在研究间歇式断食能不能减少妇女的乳腺癌风险。在这项研究中，她将一百零七位女性志愿者分成两组。一组摄取健康的地中海式饮食，每天摄取的热量必须是6300千焦。另一组每周的总热量跟第一组差不多，但摄取的方式不一样。她们每星期中有两天只能摄取2730千焦。六个月后，间歇式断食的这一组减轻的体重较多，平均在5.79～6.49千克，空腹胰岛素及胰岛素抵抗降得更多，炎性蛋白浓度也显著下降。这三个指标都显示，罹患乳腺癌的风险下降了。

间歇式断食跟一般的减肥方式相比，优点在于间歇式断食让运送到乳房细胞的糖变少了，这或许代表细胞分裂的次数随之下降，于是，转为癌细胞的概率也就下降了。

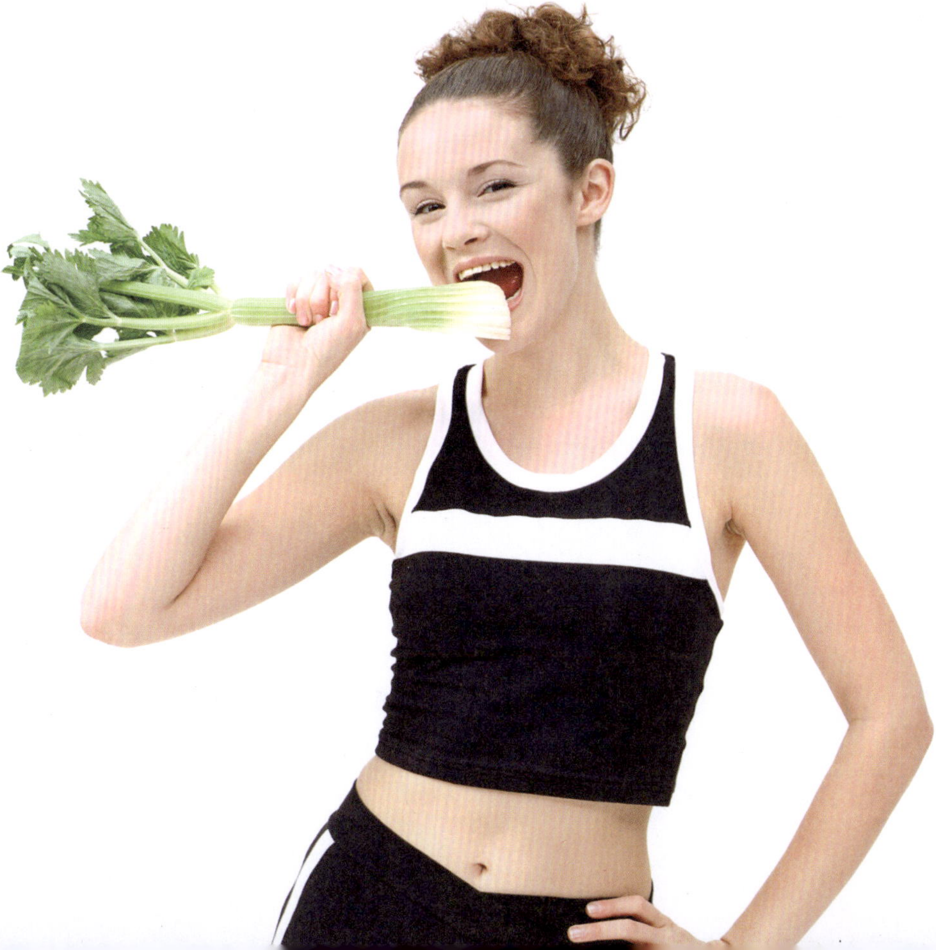

第四节 轻断食能促进人体进化

先简单地复习前文。轻断食，就是短暂地严格限制人摄取的热量。轻断食希望借此“骗倒”身体，让身体以为可能遇到了饥荒，必须从活跃、高速运转的状态切换到保养维修的状态。

身体用这种方式应付饥荒，是因为人类在有一餐没一餐的年代完成进化。我们的身体可以应付压力及冲击，逆境会让身体更健康、更强壮，科学术语是毒物兴奋效应，也就是说，人会越挫越勇。

轻断食的益处包括以下几点。

◆ 减轻体重。

◆ 降低IGF-1浓度，降低罹患与老化有关的疾病的概率，如癌症。

◆ 启动修复基因，改善新陈代谢，缓解压力。

◆ 胰岛β细胞为了应对血糖提高制造胰岛素的效能便会提高。胰岛素敏感度提高，肥胖症、糖尿病、心脏病、认知能力下降、癌症的风险也会下降。

◆ 提升人身心安适的感觉。断食提高了大脑BDNF的产量，使人能心情好转。

第三章 适宜轻断食减肥法的条件

第一节 适合轻断食减肥的人群

减肥有很多理由：为了改善健康状况、降低罹患癌症的机会，或是能拥有更充沛的活力，有体力和子女或孙子女一起玩耍。对大多数人来说，更重要的是减肥可以让自己看起来更漂亮、觉得更有自信。要注意，减肥是为了自己，而不是为了讨好他人或取悦他人。

如果某天最心爱的牛仔裤穿起来有点太紧，或者发现自己要穿大一号或两号的衣服，那么关于是否需要减肥这个问题，答案显而易见。但如何才能知道增加的体重是否已经影响健康了？健康方面的问题大都来自于脂肪太多，当身体的脂肪囤积在不当部位（如腹部或肌肉）时尤其严重。

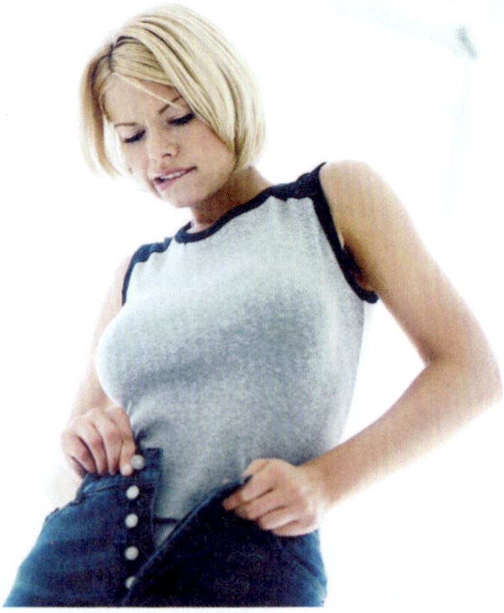

身体质量指数超标的人

身体质量指数（body mass index，BMI）是最常用来判别一个人是否过重的指标。他必须要考虑身高，因为一个人如果身高约152厘米，体重76千克就是过重了，但如果身高约182厘米，那76千克则是理想体重。

身体质量指数是用体重（单位为千克）除以身高（单位为米）的平方。例如，一位普通妇女体重为71.2千克，身高为1.62米，这表示她的身体质量指数27.1，超出健康范围（18.5～24.9）。身体质量指数若为25～29，归类为健康风险高的“过重”。身体质量指数高于30者，归类为“肥胖”，要承受更大的健康风险。最健康的身体质量指数为20～22。若身体质量指数高于这个数值区间，罹患癌症及其他疾病的风险就会增加。身体质量指数越高，风险越大。

但身体质量指数只是衡量体重的一个指标。两个人就算身高与体重都相同，体脂肪量却不见得一样。身体质量指数同为27，若是不运动的女性，其体重中可能有45%都是脂肪，而另一个人如果是运动员，肌肉量大，脂肪则可能只占体重的15%。因此，虽然这两个人的身体质量指数属于“过重”之列，但其中一人的脂肪是另一人的3倍，也因此两人面对的健康风险也不相同。

体脂肪量超标的人

可以的话，去测量一下体脂肪，因为这是衡量过重多少的最佳指标。可以使用有测量体脂肪功能的站立式体重计或手持监视器，某些药房或购物中心有此类仪器免费供人使用。这些机器会将一股细微、难以察觉的电流传进人的体内，体内的瘦肉组织（肌肉和器官）便可以传导这股电流，而脂肪的含水量极低，不是好的传导体，会阻碍电流。由此测量出人体内有多少瘦肉组织，监视器可以从整体体重当中估计出人体内有多少脂肪（整体体重-瘦肉组织=体脂肪）。

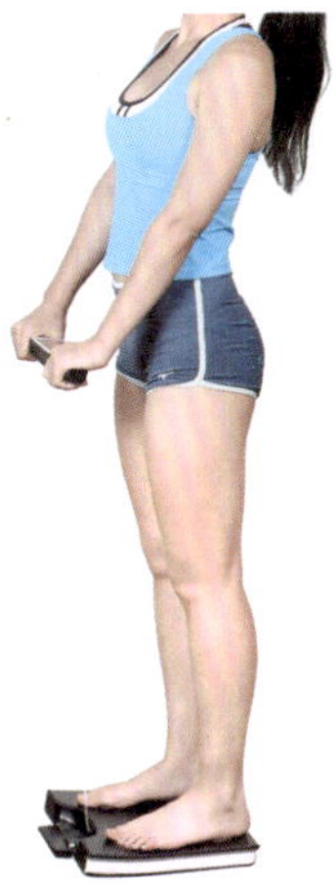

站立式的体重计可以传送电流通过人的下半身，会比仅衡量手臂的手持式监视器更准确，但是这些仪器都无法十分精准。如果人的身体里有其他液体（如月经刚好来潮的女性），或者体内有一些金属仪器，如金属人工关节，仪器就会低估体脂

肪水准。如果身体脱水，则会高估体脂肪水准。

要得出最准确的结果，最好在一天当中的同一时间使用体脂肪监测器，每周测量一次，且最好在起床后做。使用监测仪器之前排空膀胱，测量时尽量少穿衣服，并避免在运动、饮酒与吃完东西后直接测量。请注意，如果有装设心律调节器，就不能使用体脂肪测量仪。

或者，也可以使用体脂肪计算表。体脂肪计算表是根据人的体重、身高、年龄和脂肪来估计体脂肪的。一般来说，女性的体脂肪应介于体重的20%～34%，男性则为8%～25%。

腰围超标的人

就某些健康威胁来说，如心脏病和糖尿病，腰围就比体重更有影响力。有些人的体重都累积在臀部和大腿（这是典型的“梨子体型”），有些人的赘肉则堆在腰间（这是典型的“苹果体型”）。苹果体型的男性通常比女性多，有“啤酒肚”的男性更明显，但随着年龄渐长，女性的中段也会开始堆积脂肪，而不只是积在大腿和臀部，这种现象在停经之前就会出现。

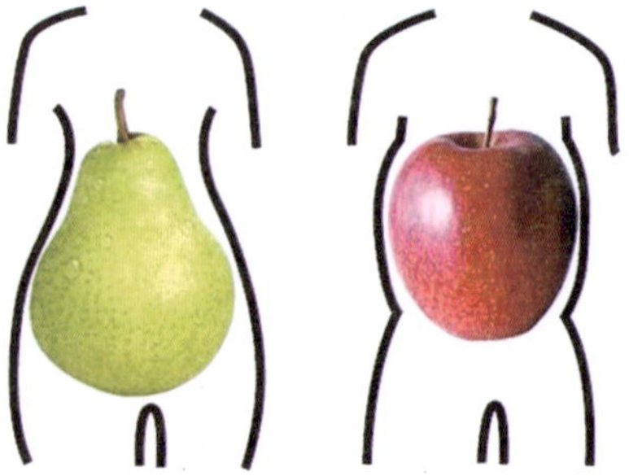

如果是“苹果体型”，身体中段有很多多余的脂肪，那么在腹腔重要器官的周围，很可能也堆积了很多脂肪。体内脂肪对于健康来说非常危险，会引起身体发炎，加重Ⅱ型糖尿病、心脏病、中风及某些癌症的患病风险。这种“腹腔内部脂肪”可以透过扫描清楚看见。

一般来说，如果腰围太大，便会面对更大的健康风险。基本规则是，腰围应该要小于身高的一半。针对10.5万位女性进行的研究，发现女性的腰围如果为90厘米或更大，与腰围为73厘米的女性相比罹患乳癌的概率会提高40%。

第二节　轻断食减肥如何有效发挥作用

很少人会对自己的体重、身型及容貌感到满意，体重过重时更是如此。甚至对某些人来说，负面感受太过强烈，以至于影响到信心、自尊及生活态度。需要提醒的是，人们开始轻断食前要先承认这些负面感受并妥善处理，因为人如果不喜欢自己，就很难做出改变。

消除减肥的负能量

如果从前试过节食减肥，就会知道有很多人会专门“破坏”你的“节食大计”。亲密爱人希望你“抱起来很舒服”；朋友会劝你吃蛋糕，哄你说“吃这一块就好了”；妈妈会跟你说，你天生就不是要变成瘦子的那种人。如果能获得最亲近的人的支持，轻断食将事半功倍。因此，从一开始就要让他们和你站在同一条战线上，不再采取破坏行为，如用禁忌食物引诱你，严词批评这套饮食法是怎样把你“变得怪里怪气”，或者说你“再也不是我们这一伙人了”。

在试验中，人们发现，当轻断食者明确解释减肥的理由，并主动请亲朋好友支持时，破坏行为就会停止，取而代之的，就是支持。

有一位轻断食者就说，由于同事对她轻断食一事出现负面反应，让她裹足不前。他们习惯把巧克力和饼干放在桌上供人取用，听到我不想吃巧克力、饼干，反应很大，因此我对他们解释了轻断食是为了降低罹患乳癌的风险。解释完来龙去脉之后，他们的态度变得很正面、很支持。

管理你的压力

当生活反过来掌控人时，大吃大喝就变成了避风港。因此，压力是一个非常强而有力的影响因素，导致人要奋力去控制体重。第一步，是要先找出生活中哪些事会引发压力，并学着去辨识代表压力的症状。之后，要找出方法，在无需借助食物的情况下来降低压力水平。

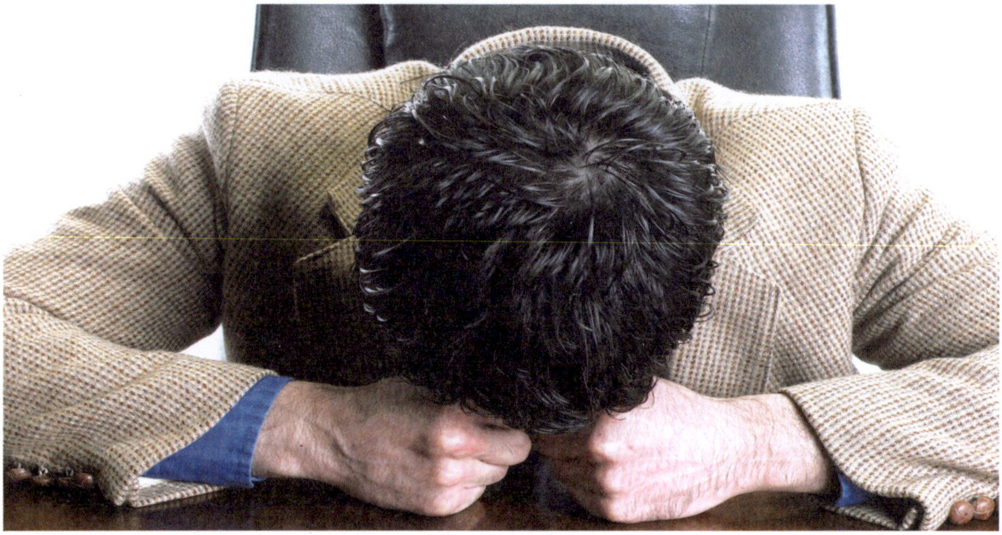

列出压力清单

列出生活中的主要压力。这可能包括工作上的问题、感情、分居、家庭的需求、丧亲、经济问题、对失败的恐惧、缺少支持等。

辨识自身的压力症状

常见的压力信号包括人们觉得自己完全无法停下来，无法好好应付生活，不够有效率，觉得亢奋、恐慌，无法支持他人，患有头痛的毛病，觉得全身紧绷疼痛，有睡眠障碍，或是易怒、焦虑。也可能是发现自己吃得更多，或者是吃得更少，或是比平常喝更多酒。

制定自己的应对策略

人会选取对自己而言最有效的方法管理压力。先看看自己列出的生活压力清单，再花时间好好地检视要如何缓解压力。按照优先顺序排列压力，想一想自己可以把哪些事情删掉或是交给别人去做。如果是一笔笔尚待付清的账单，或是无所不在的凌乱让自己觉得失控，请下定决心好好面对，一次做一点就好。如果习惯为他人两肋插刀，结果自己觉得负荷过度，请开始说“不”。

想办法为自己挪出一点时间。如果觉得“脚步虚浮”，请努力每周挪出一点空档（最好是每天），去做一点有助于放松的事。解压是很个人的事，你自己适用的方法，别人可能不感兴趣。某些最有效的减压方法，同时也是最简单的方法，如外出散散步，即便散步10分钟（最好是在大自然的环境里），也有助于重新“充电”；参加合唱团，已有人证明唱歌有助于减缓压力，带来好心情；大笑，看一部喜剧、读一读幽默小品、花点时间和能让你欢笑的朋友相聚；替自己预约水疗、按摩或做面部SPA；去观赏球赛；和让自己觉得轻松的朋友出门走走（不要找那种予取予求、让你精疲力竭的人）；把音量调高，喇叭全开，听最喜欢的音乐；购买放松录音带，或去报名瑜伽或冥想课程；在生活中腾出时间享受性爱。

下定决心是轻断食减肥成功的关键

我们从经验中知道，就算其他减肥方法都未能成功，只要轻断食者有决心，就能让轻断食减肥法发挥效用。改变饮食习惯与生活方式并不容易，但下定决心、具备动机与做好准备迎接未来的挑战是减肥成功的关键要素。

减肥不只是意志力的问题。如果人压力太大，此时此刻人生正好面临诸多变化，或身边没有可以支持的人，要迎接新的挑战很辛苦。

请问问自己

◆ 你的压力有多大？你自认可以掌控自己的生活吗？

◆ 家人朋友会不会支持你？

◆ 你能不能说服所有朋友、同事及（或）家人和你一起实行轻断食法，以提高士气并强化动力？

◆ 你有没有信心改变饮食习惯？

◆ 在你的日常生活中，你有没有办法备餐并且从事规律的运动？

如果大部分的答案都是“是的”，那表明或许已经做好准备，可以开始采取轻断食法了。若否，现在则刚好让你想一想，看看有什么方法可以管理压力，并找到需要的支持，让轻断食法能发挥效用。

轻断食前的准备

在列出减肥的好处时，也要想一想减肥路上可能要面对的挑战。如果之前试过节食，可能已经很清楚要对抗哪些问题：会不会失去动力？会不会因为诱惑而投降？或者，最亲近的人会不会支持你？现在先体会及处理问题，等到问题一旦出现，就能做好准备，妥善回应。请利用类似以下的表格来协助自己做计划。

实行轻断食法的益处	如：我可以减重、我更喜欢我自己、我更有活力
实行轻断食法时可能会遇到的问题	如：其他人会说服我放弃轻断食，傍晚时会想要吃零食
不实行轻断食法的坏处	如：我可以尽情吃喝，然后越来越胖
不实行轻断食法可能会遇到的问题	如：我可能会增加体重、我会觉得疲弱无力、我更没有活力

制订详细的减肥计划

你的目标是要尽快达到理想体重。但是每一位减过肥的人都知道，减肥需要花时间。人们都知道，良性的、快速的减肥从一开始就能强化动机，是真正让人能够努力下去的诱因。好消息是，实行轻断食法，你可以很快看到成果。人们发现，实行轻断食者可快速减肥，比传统每日节食的人快了50%，而且也能改变饮食模式，降低食欲，这有助于继续轻断食，并保有动力。

定好目标。把目标定为要能穿回小于现在几号的牛仔裤，或是男生想要穿回腰围多少的裤子，又或者希望穿起泳衣（运动短裤）时显得很好看，都是好事。但实际点总是好的，先想想自己要减掉多少体重，以及要花多少时间才能达成目标。

讲到减肥，缓慢而持续的步调会赢得最后的胜利。坚守轻断食者就是最大的赢家，他们的身体变化最大。因此，在制定减肥目标时绝对没有理由不坚定，当你信心满满，相信自己可以勇敢面对挑战并坚持下去时尤其如此。但你的目标也要符合现实，并且可以达成。

没人能帮你，只能靠自己。如果你不想别人喊你胖子，就从现在制订减肥计划，开始减肥吧。

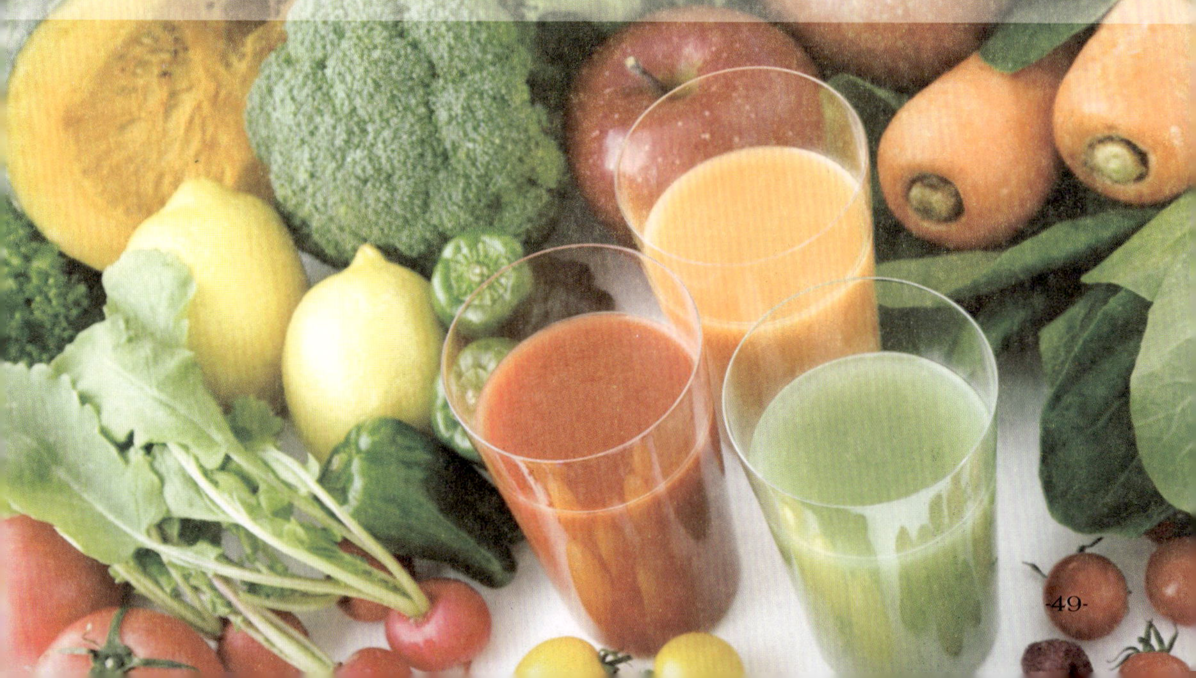

短期目标

最初3个月，减掉体重5%~10%听起来可能不多，而且几乎可以确定一定比你的整体目标要低。但是，如果一开始就能减掉5%～10%并保持下去，那就代表，若原本体重是80千克，你就减掉了4～8千克。你也会看到明显的健康效益，罹患Ⅱ型糖尿病的风险随之降低60%，心脏病的风险则降低70%。研究显示，若能减肥这么多，乳癌的风险也能降低25%～40%。有些人体重下降的速度会比别人快。如果正确遵循轻断食法，你减掉的大部分体重都会是脂肪。而且最重要的是，你应该可以大量消除储存在腹腔重要器官周围的脂肪，而腹腔内脂肪会严重威胁健康。研究显示，小幅减肥（体重的10%）可甩掉40%储存在肝脏的脂肪（肝脂肪造成的健康风险极大）。肝脏是身体新陈代谢的总部，控管脂肪与血糖的循环量。肥大的肝脏无法有效运作，血液中的糖分与脂肪量也会因此偏高，这可能导致心脏病、糖尿病、癌症及永久性的肝脏受损。

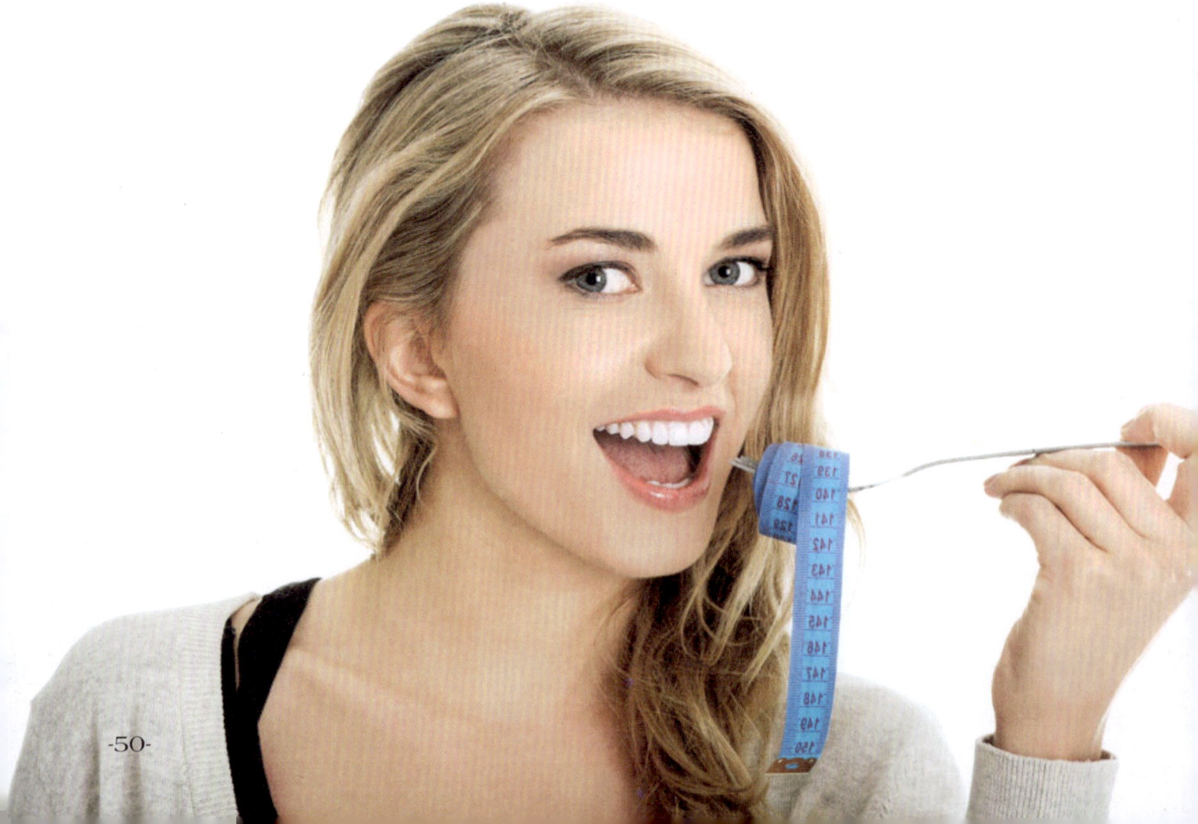

长期目标

每个人的减肥目标都不一样，你个人的减肥目标是什么及如何设定，完全取决于自身。你可能希望设定成理想体重值，或是恢复到过去让你觉得自信的体重。只要目标切合实际且可达成，就不要害怕自己定的目标过高。许多轻断食者成果显著，超越了原本设定的减肥目标。以2个月或3个月为一期，设定容易达成的小型中期目标，也有帮助。这会增添信心，强化动机，带领你达成最终目标。

◆ 做好准备。开展轻断食法之前，先计算你的身体质量指数，量出腰围，并检视体脂肪量，这可以帮助你了解要减轻多少。

◆ 理清想要减肥的理由，确定拥有适当的支援，让你可以安心开始履行轻断食法，为自己争取到最大的成功机会。

◆ 设定明确的短期与长期减肥目标。

◆ 就算只是小幅减肥，都能大大改善你的整体健康状况，并降低疾病风险。

第四章
断食减肥法需注意的问题

第一节　不适宜断食的人群

断食是在短时间内暂时停止进食，使人体胃肠等消化系统从忙碌的状态中解脱出来，使身体的排泄系统变得活跃，从而帮助人体排毒，清洁各内脏器官和血液，为人体做一次“大扫除”，帮助修复和消除病变细胞及受损的器官组织，从而激发人体潜能，增强人体的自愈能力。所以，断食对人体具有一定的保健养生功效，也因此被许多人接受和推崇。

尽管断食有其特殊的保健养生功效，属于一种常见的健康自然疗法，却并不适合每个人。有些人就不能够采用断食疗法。

第一，罹患某些慢性疾病且病情严重患者，如重度高血压患者。一般来说，轻度高血压患者适当断食，有助于清除血液中沉积的胆固醇和其他毒素，帮助扩张和软化血管，使血液循环变得顺畅，对高血压有良好的调理和改善作用；但是，如果有10年以上的高血压病史，且患有肾脏病、糖尿病等并发症的患者则不宜轻易尝试断食。否则在断食期间，万一出现某些意外情况，处理不当的话，极易发生危险。

第二，罹患胃溃疡与十二指肠溃疡的人不宜断食。因为断食容易造成精神紧张，而精神紧张正是导致人体罹患胃与十二指肠溃疡的原因之一。所以，这类患者在断食过程中很容易发生吐血或者便血，有可能使症状变得更加严重。

第三，肾功能不全及肾病综合征患者不宜断食。肾病综合征患者血清蛋白量低，断食确实有助于使身体的水肿症状减轻或者消退。但是，一旦复食，水肿通常又会重新出现，甚至变得更加严重。

第四，有肝腹水、肝硬化等肝脏疾病或者肝功能障碍的人不宜轻易断食。因为这类病人在断食前后，肝功能通常会发生显著变化，尤其是患有慢性肝功能障碍的人，在断食期间或者断食之后，肝部病变有可能进一步恶化。

第五，肺积水、肺结核患者不宜断食。据研究，断食有可能导致病症扩大。

第六，心脏病患者能否断食，视病情轻重而定。一般来说，轻度心脏病患者通过断食，有助于改善病情；但是像重症心肌梗死，或者曾经患过严重心肌梗死的患者，在断食过程中却很容易猝死。所以，凡是心功能不全，或者有心脏器质性损害的患者，均不宜断食。另外，断食对心脏功能会产生一定的影响，尤其在排尿时容易流失钠离子和钾离子，造成体内的电解质不均衡，从而影响甚至损伤心脏功能，这也是一些心脏病人不宜强行断食的原因。

通过科学的断食可以排毒，促进健康，起到养生保健的效果，但有些不适合断食的人切不可盲目而为。

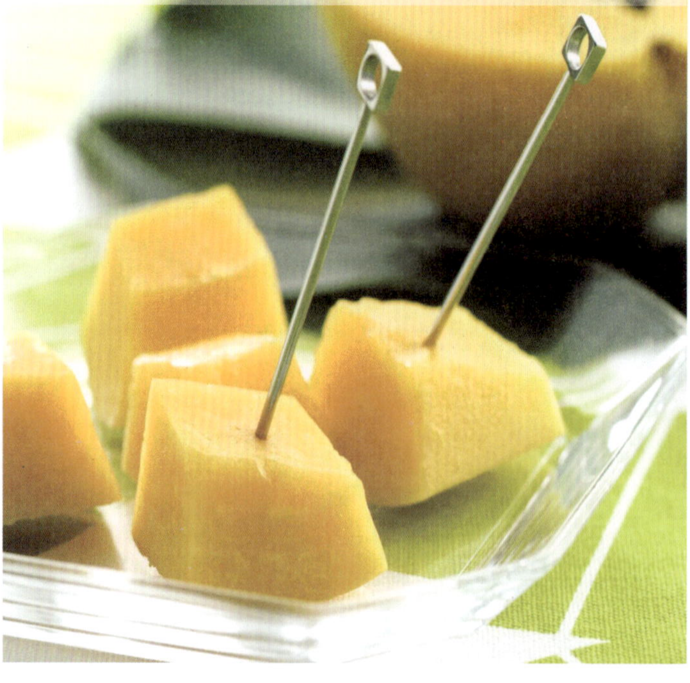

第七，癌症晚期的病人不宜依赖断食疗法。因为对于恶性肿瘤来说，即使断食也很难控制病情的发展。所以，癌症晚期的病人应该积极采用多种方法综合治疗，而不宜过于依赖或者寄希望于断食。

第八，痛风患者不宜断食。因为痛风患者在断食前，通常都有高尿酸血症，在断食期间血液中的尿酸含量会迅速增加，从而使得痛风症状加剧。

第九，贫血患者需慎重对待断食疗法。一般来说，轻度贫血患者实施为期1～3天的不完全断食或者减食疗法，有助于改善贫血症状；但是严重贫血的人如果断食或者断食方法不当，就很有可能发生危险，危及生命。

另外，孕妇不能断食。因为一旦断食，身体就会缺乏必要的营养供给，满足不了腹中胎儿成长对营养的需求，所以不宜断食。分娩未满一个月的产妇，身体极度虚弱，如若断食，很容易引起生命危险。哺乳期间的女性要依靠食物为身体提供营养，分泌乳汁，哺育婴儿，如果断食，乳汁的分泌量会减少，而且乳汁中的营养成分不足，不能满足婴儿的需要，因此也不宜断食。

糖尿病患者能否断食也要视情况而定。非胰岛素依赖型糖尿病人通常体内的胰岛素及某些激素分泌不足，葡萄糖不能够被充分利用，断食有助于使病情得到缓解。但是，对于胰岛素依赖型的糖尿病人，尤其是连续注射胰岛素5年以上的患者，则不宜进行断食，否则容易引发危险。

最后，像厌食症、溃疡性结肠炎、精神病、胆囊疾病、中风、痴呆、癫痫症患者，以及70岁以上身体健康状态不佳的老人，身体过度虚弱、完全无法推动内脏自律神经的人，都不宜断食。

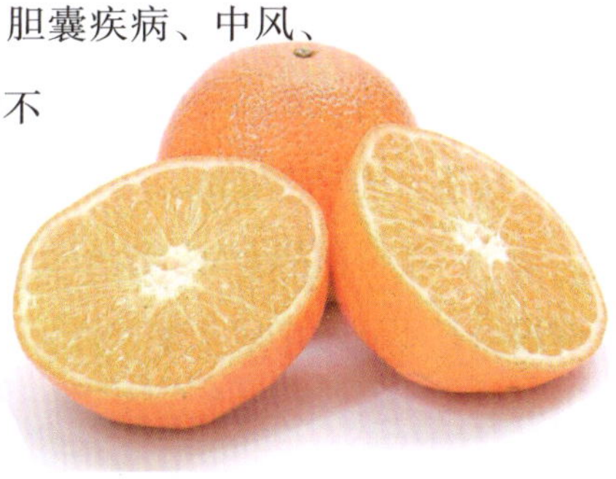

第二节 不能断食的情况

作为一种健康的自然疗法，断食虽然有助于祛病疗疾、保健养生，但却并不适用于每一个人，而且在有些情况下绝对不能断食，否则不但起不到保健疗疾的作用，反而容易损害健康，甚至危及生命。

第一，当体重低于标准指数的25%，即男性体重不到40千克，女性体重不到35千克时，不宜断食。因为在断食期间要暂时停止摄入食物，身体对能量的需求主要来自自身体内脂肪的燃烧，而体重远远不达标的人，体内的脂肪储量明显不足，完全不能够满足断食期间人体对能量的需求。此外，体重不达标，而且身体虚弱、面色苍白，明显是缺乏营养的症状时，断食期间身体所需要的基本营养成分更不能够得到保证。存储能量不足又缺乏营养的情况下断食，就非常容易发生危险，如休克、猝死等。所以这种情况千万不能断食。

第二，如果对断食一知半解，不能够正确了解和理解断食，或者对断食怀有莫名的恐惧感，又很缺乏意志力和自制能力，都不宜断食。因为断食并不是单纯为了减肥，也不仅仅是为了治病。作为一种自然疗法，它对人体具有综合性的调节作用。但是，有的人不能够正确理解断食，要么完全蔑视断食的意义和作用，要么过于夸大断食的功效，这两种态度都是不可取的。过分夸大断食功效的人，把断食当作无病不治的神奇魔法，但断食并非万能的，当断食对某些疾病不能够起到明显的疗效时，他可能就会从迷信断食转变成完全抹杀断食的好处。要知道，断食只是一种调理和保健身体的方法，并非万能的药物。此外，在进行断食时，需要依赖于人的自制力和意志力控制饥饿感，控制对食物的欲望。断食的过程有可能是一个非常痛苦的过程，在这个过程中，身体会出现许多不适反应。如果没有强大的自制力和意志力，就很容易被断食的痛苦击倒，半途而废。所以，在这种情况下也不宜断食。

第三，对普通人来说，断食的时间最短为1天，最长为10天，通常不超过7天。断食需要连续进行，不宜被打断。所以，断食最好选择在周末、节假日、年休度假期间进行。在生活和工作异常忙碌，完全没有连贯的休息时间的情况下，不宜进行断食。

第四，在丧失视力和听力的情况下，不要轻易断食。因为在这种情况下断食，很难掌握好时间，也很难应对身体的突发情况，容易发生危险。

第五，当意识模糊不清、生理不能够自理时，不宜断食。

第六，如果长期服用类固醇、激素制剂或者一些治疗特定疾病的药物，并且在不宜突然中断药物治疗的情况下，不宜断食。

第七，罹患急性阑尾炎、急性盲肠炎，或者在急性腹痛的情况下，不宜断食。

总之，断食也有着自身的规则。只有恪守断食的规则，断食才容易成功，才能取得良好的效果。如果违背了断食的规则，结果则可能不但无益于人，而且会伤及健康。

一般来说，只要及时为身体补充足量的水分，健康的人通常能够承受3～5天断食。但是，断食一段时间后，机体就有可能会产生酮体（肝脏中脂肪酸氧化分解的中间产物），可能会导致酮症酸中毒，出现昏迷等现象，从而影响健康。初次尝试断食的人，可以把断食时间缩短为1～2天。即使身体素质特别好、耐受力特别强的人，初次断食也不宜超过7天。另外，断食时如果有条件的话，最好能够有专业医师、营养师陪伴或者指导。

第三节 断食过程中的禁忌

剧烈运动

在断食期间，人体暂时停止摄入食物，生命活动需要消耗的能量主要来自于身体的自我转换——脂肪的燃烧。显然，这种能量的自我转换是有限的，即人体内的能量供应不足。所以，为了节省能量消耗，一定要避免剧烈运动。为了避免体力透支，也不宜过性生活。

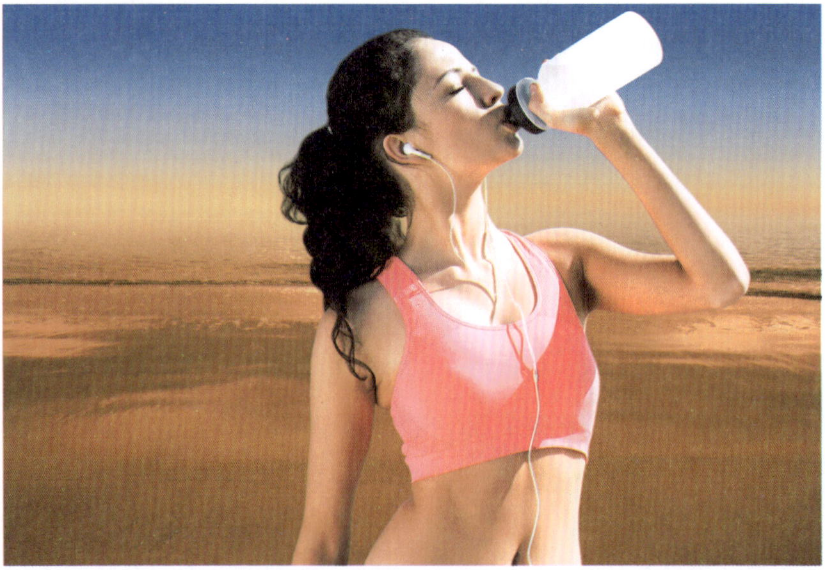

不过，虽然断食期间需要节省能量消耗，但也不宜整日都躺在床上，因为这样只能使体力衰退得更快，人体更容易感觉饥饿。相反，在断食期间，适当辅以一些强度较小、耗用能量少的运动，如散步、静坐、腹式呼吸、按摩等，既不会消耗人

体太多能量，又有助于转移注意力，缓解饥饿感，使断食更容易成功。

极低的热量摄入

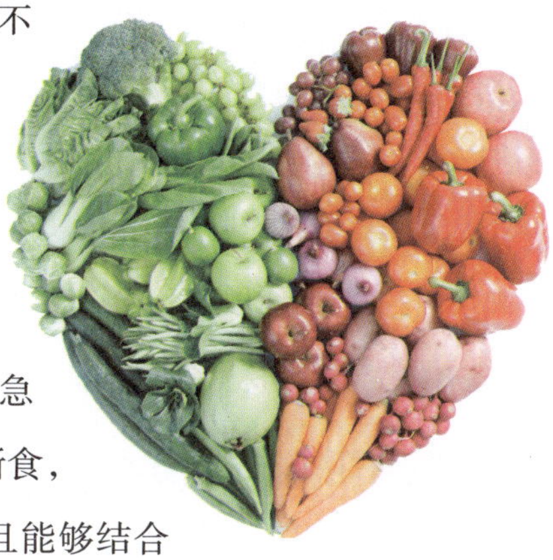

和过量进食一样，任何事情都是“过犹不及”。断食疗法，或者饮食中的热量过低，时间长了，同样可能对身体造成伤害。例如，有人可能由于过度断食或者长期食用热量极低的饮食而发生营养不良、低血糖或者贫血；在断食期间，严重缺水还有可能导致休克，或者诱发急性肾衰竭，甚至猝死。所以，一般人不应盲目断食，在断食之前，需要对断食进行充分的了解，并且能够结合自身的身体状况选择合适的断食方法，并且在断食过程中最好有人在身边陪护，以防不测。

有人因为断食或者长期摄入低热量饮食而猝死，主要是由于身体热量过低导致心律不齐，从而引发心脏停搏。因为只有在满足人体对热量的基本需求的情况下，人体才能够进行正常的生命活动，生命才能得以维持。长期低热量饮食会导致人体摄入的热量严重不足，此时人不仅会感到饥饿，还会导致体内的营养成分失衡，严重缺乏铜、钾、镁等矿物质，最终导致交感神经亢进、心肌细胞纤维萎缩、体内缺乏肝糖，造成肾上腺素无法代谢。由于这些原因，在面对巨大压力时，就容易引起心律不齐，甚至死亡。

调查研究发现，在长时间断食及饮食热量过低的情况下，有20%～40%的人可能出现精神异常，如幻听、幻觉，并有可能伤害内脏器官，并引起内脏器官功能退化，还会造成以下情况。

◆ 人体的心搏量大约会减少18%，心脏功能指标会下降，心室收缩能力减弱，心肌萎缩及细胞间质水肿。

◆ 肺脏的呼吸功能下降8%～30%，人体的呼吸肌显得虚弱无力。

◆ 胃肠道中的绒毛萎缩，甚至消失，人体的肠壁被淋巴细胞浸润。

◆ 肝细胞中的肝糖、蛋白质、脂肪严重不足，血液中的白蛋白含量下降，情况严重的甚至可能诱发脂肪肝。

◆ 人体对尿液的控制能力下降。

◆ 人体的甲状腺素及性激素的分泌减少，引起性功能衰退。

另外，由于长时间断食和饮食热量过低，人体的体重会急剧下降。由于身体摄入的热量严重不足，为了维持基本的生命活动，除了大量燃烧体内脂肪以外，就连体内的结构性蛋白质，也会一部分被转化成葡萄糖；另一部分则被直接燃烧掉了。据研究，人体如果在7天内不吃任何东西，那么肝脏大约会萎缩40%，肠胃会萎缩30%，肾脏会萎缩20%，心脏会萎缩20%。所以，长期低热量饮食或者断食，如若处理不当，则很可能会是致命的。

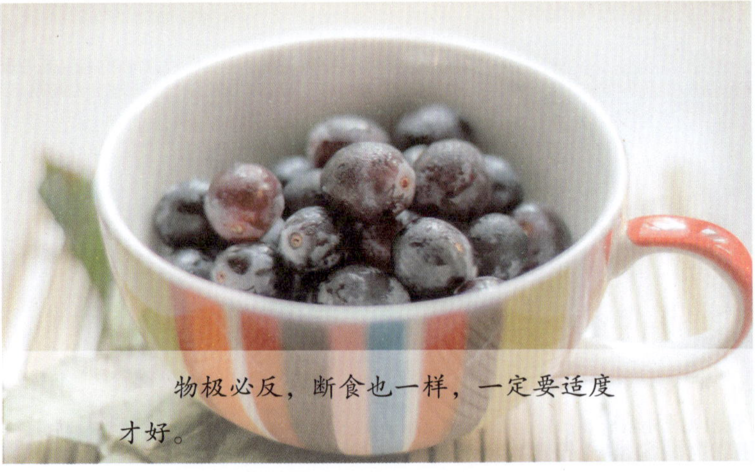

物极必反，断食也一样，一定要适度才好。

总之，不管是低热量饮食，还是断食养生，都有一个“度”的问题，只有掌握好这个“度”，才有益于健康，才能对身体产生保健作用；一旦越过这个“度”，对身体就只有损害，对健康就无益了。

过分饥饿

据研究，适当的饥饿对人体是有好处的，能够给身体带来一些良性刺激，激发人体细胞的活性，帮助增强免疫力和身体的自愈能力。断食疗法就是在这一理论基础上发展起来的。但是，如果过度饥饿，不仅对人体无益，反而可能伤及身体。

断食并非绝食，大自然中的所有生命都一样，都讲究生命的平衡状态。所以，如果断食越过了一定的度，使人体处于失衡状态，那么不仅达不到祛病疗疾、保健养生的目的，反而会损伤人体健康并危及人的生命。古人“辟谷”，并非完全不吃东西，而是间或食用一些茯苓、山药、松子、芝麻、花生、胡桃、黑豆之类的食物。在中国古代医书《黄帝内经·素问》中也提到过断食疗法，但是同样也提到人体需要依靠五谷进行养生。在《素问·脏气法时论》中有这样一句话：“毒药攻邪，五谷为养，五果为助，五畜为益，五菜为充。气味合而服之，以补精益气。”由此可见智慧的中国古代医学家对饮食的重视。

中医养生讲究阴阳平衡，认为宇宙万物都由阴、阳两部分组成，只有阴阳平衡了，生命才能进入一种和谐而健康的状态。如果阴阳失衡就会出问题。例如，人体若阴阳失衡，病邪就容易侵入体内，人就容易生病。

用现代医学的标准来说，阴阳平衡就是使人体内的营养成分、热量等处于摄入与消耗的平衡状态，这样才有益于人体健康。而营养不足或者营养过剩，都是人体阴阳失衡的表现，都于健康无益。所以，适当断食能帮助人体调节体内的脂肪和能量，激发人体潜力，挖掘人体的自愈能力，达到祛病疗疾的目的。但是，过度饥饿则会引起人体营养不良和热量不足，违背了人体阴阳平衡的原理，自然也就危及人体的健康。

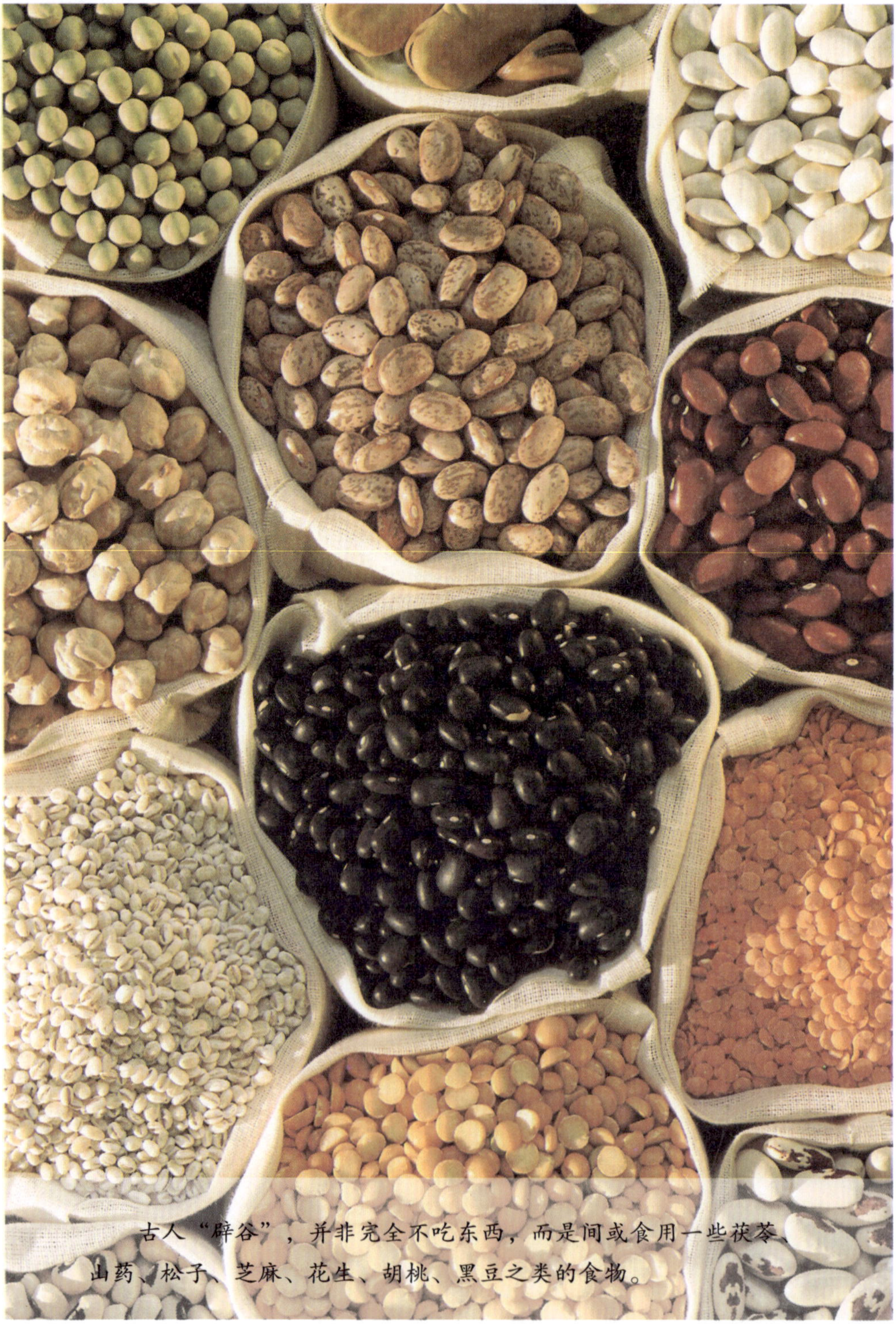

古人“辟谷”，并非完全不吃东西，而是间或食用一些茯苓、山药、松子、芝麻、花生、胡桃、黑豆之类的食物。

另外，人体心脏的跳动、肌肉的活动等，都需要有足够的热量提供，包括蛋白质、脂肪、糖分等。一旦断食，身体为了补充热量，就需要消耗体内储存的脂肪，并消耗体内的蛋白质，人就很容易血糖低，并且出现头晕、全身冒冷汗，甚至休克等症状。人体在过度饥饿中，会将体内储存的脂肪、蛋白质等能量消耗掉，从而使身体进入一种低营养状态。在这种情况下，内脏器官得不到营养的滋养，功能就会下降，严重的甚至会损害内脏器官。

所以，断食一定要掌握好要领，要适度，过犹不及，过度饥饿只能损伤人体，对健康没有任何好处。

第四节 断食获得良好效果的前提

断食并不是绝食，不能突然开始进行。在断食前后及断食过程中，都有一些需要特别注意的事项，只有掌握了这些要领，才能使断食成功，才有助于在不使身体受到损害的同时，获得良好的断食效果。

断食前，必须要在心理上做好准备。作为一种健康的自然疗法，它必须在断食者自觉、自愿、愉悦的心境下进行。

首先，食欲是人体的基本欲望之一，而断食需要克制这种欲望，如果不能够克制欲望，战胜自我，那么断食就难以成功。只有明白了这个道理，才能够下定决心，并以一种开放的心态、积极的情绪、轻松的心情进行断食，并平静地接受可能在断食期间出现的各种生理状况，避免半途而废。

其次，需要为断食做好身体上的准备。在断食前7天，就要有计划地进行减食，并将日常饮食逐渐过渡到以清淡的食物和蔬菜水果为主。饮酒的人要在断食前两三周开始戒酒；抽烟的人要在断食前两三周开始戒烟。平日里应酬多的人要提前推掉所有的应酬，避免大吃大喝。只有先做好身体上的准备，才能够在进入断食期后迅速适应。

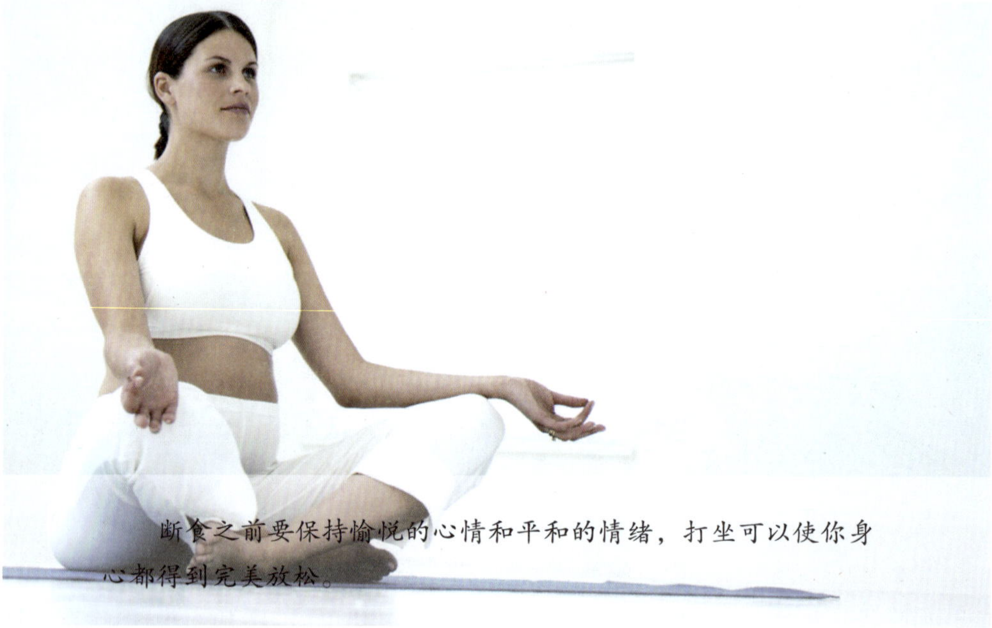

断食之前要保持愉悦的心情和平和的情绪，打坐可以使你身心都得到完美放松。

断食前，最好为身体驱一次虫。如果任由虫卵停留在肠道中，那么在断食期间，肠道中的蛔虫得不到营养，就容易沿着食管爬入口腔之中。所以断食前一定要先驱虫，清除体内的蛔虫、蛲虫。

每天早晚还可以分别和温水服用缓泻药，如生理盐水20毫升，促使人体内的宿便被排出。根据每天的大便次数适当调节生理盐水的用量。在断食期间，大便每天保持2～3次为宜。如果大便次数过多，可以减少或者停止服用生理盐水。如果在每次服用了20毫升生理盐水后，体内仍然感到大便不通，那么可以逐渐地适当加大生理盐水的用量。便秘严重的人可以准备好开塞露或者灌肠工具。

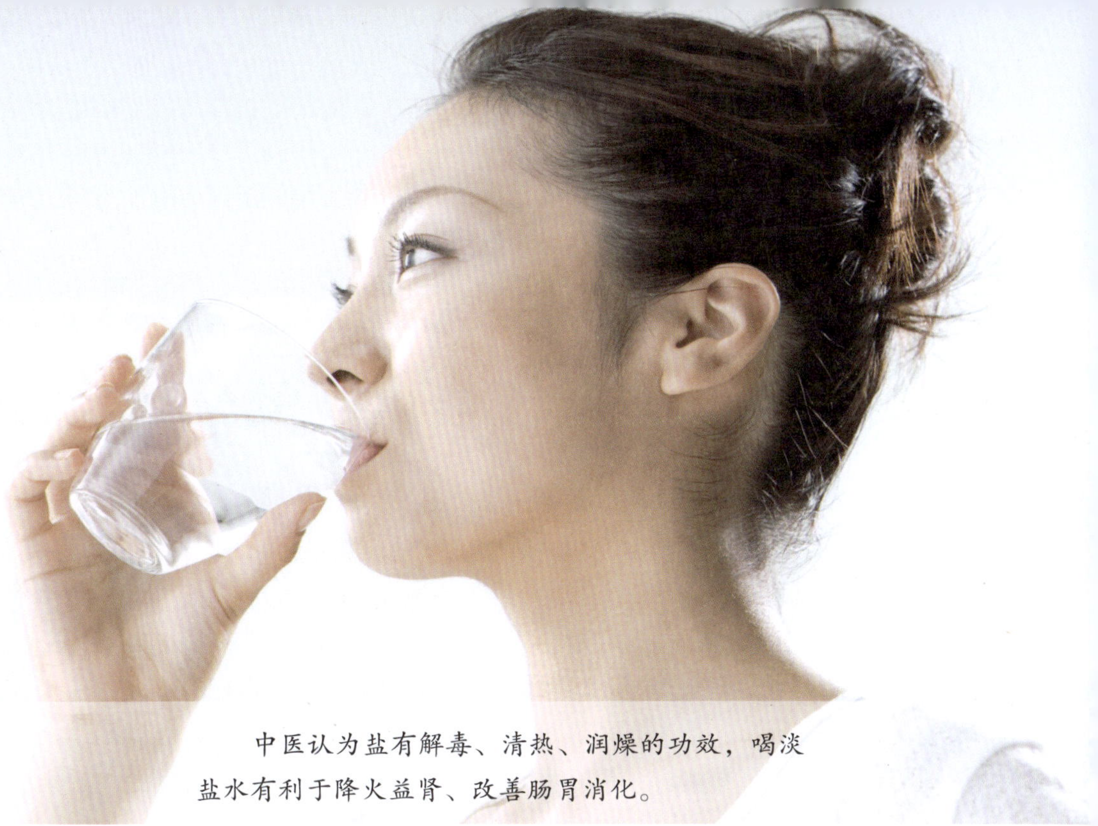

中医认为盐有解毒、清热、润燥的功效，喝淡盐水有利于降火益肾、改善肠胃消化。

断食前3周，有条件的话，最好能够在家里提前开始洗冷水澡或者每天用冷水擦拭身体。因为在断食过程中，人体的皮肤血管会收缩，此时千万不能洗热水澡，否则会使血管膨胀，容易引起脑贫血。同时，在断食期间人体会排毒，必须把排出毒素的汗水擦掉，因此在断食期间需要用冷水擦身体。

因为断食通常需要连续进行1～7天，所以最好把断食时间安排在周末、节假日，或者在自己每年休年假的时候进行。如果工作繁忙没有时间，就不要轻易断食。

最后，需要把断食的时间掌握好。断食需要量力而行，并非时间越长越好。初次断食或者不经常断食的人，最好先从1天开始，然后逐渐过渡到3天、5天、7天、10天。10天以内的断食，可以在家中进行。如果断食的时间要超过10天，那么就不要在家里尝试了，最好到专业的断食机构或者保健中心进行。

第五节 断食期可能出现的生理反应

因为断食是在打破常规生活习惯的基础上，让身体建立新的生理反应，所以，断食通常分为三个阶段，即调整期、适应期、稳定期。

调整期在断食的初期阶段。刚开始断食，身体的各种生理反应会特别明显，如断食者感到头晕目眩、异常饥饿、身体明显消瘦等。这个阶段考验人的意志力，此时一定要坚定断食的信心，不能因为痛苦而半途而废。经过了调整期后，身体会进入适应期。此时，人体已经开始形成新的生物钟和反应系统，饥饿和疲劳的感觉都比较轻。经过适应期后，身体完成了对断食的生物钟调整和心理调整，生理系统也完成了调整，此时人体不再感觉到饥饿，断食成为一种极其自然的生理过程，即进入稳定期。

在断食中，人体可能会出现一些正常的生理反应。

感觉头晕、乏力

刚开始断食时，因为身体还处于调整期，体内糖的储存和脂肪转换跟不上，体内的血糖比较低；同时，人体的新陈代谢作用增强，尿酸增多，再加上受血液酸毒症的影响，断食者容易感觉头痛、头晕目眩、关节痛、眼花、全身倦怠乏力、昏昏欲睡。

身体畏寒

断食期间，断食者的身体可能会发热，或者出现畏寒、心悸等症状。有些人还可能出现感冒症状，感觉手脚发凉，经常打喷嚏、流鼻涕。

血压变化

由于断食期间停止进食，断食者的血压普遍会降低。但是复食后，血压又会慢慢上升，但血压的上升幅度不大，基本上不会超过原来的血压。

感官变得更灵敏

一般来说，人体在断食前，视力最多只能到大约5米以外，但是在断食两周后，视力通常能达到10米以外；断食前，可能连近前的噪声也听不见，可是在断食两周后，听觉也会有所改善。除了听觉和视觉，味觉和嗅觉也会变得灵敏起来。

口腔反应

断食期间，人体可能会出现一些口腔反应。例如，感觉口发涩、发苦、发臭；或者感觉喉咙发干，痰多。由于断食期间，沉积于体内的废物及毒素会通过肺部以气体的形式排出，因此有口臭现象。有的人还会口腔发炎，这是因为体内的废物和毒素，从肠道和胃部返升到了舌头，所以舌苔会变 厚。

身体出现体臭

身体内的一些废物和毒素，会通过皮肤上的毛细小孔排出来，所以断食者可能会出现体臭。

皮肤变化

刚开始断食时，体内毒素会通过皮肤毛孔排出来。所以在这期间，可能会感觉皮肤油腻，有些人身上还会发痒甚至过敏、发疹。另外，口唇会变粗糙，外皮脱落。不过，人体在断食中血液量并没有减少，所以，并不会变得面色苍白，有的人甚至会红光满面。

排泄反应

断食期间，小便的次数会明显增多。小便短而赤、浊而黄，颜色比平常浓，有时甚至有恶臭。大便又臭又黑，如同稀泥一样。同时，排气量明显增多，体内的废气被大量排出体外。

便秘

断食期间一个很常见的问题就是便秘，很多人或多或少会有这样的问题。由于断食期摄取极少的食物甚至停止摄食，因此刚开始难以排出秽物，但会觉得腹胀难忍。遇到这种情况可遵循断食期原则，每天和温水服用20克泻盐，帮助清除体内宿便。便秘严重的人可以准备好开塞露或者灌肠工具，坚持一段时间之后即可排出宿便。但是服用生理盐可能会感到不适甚至疼痛，需加以克服并坚持下去。

患病部位的变化

断食期间，患某些疾病的人，可能会出现一些比较严重的症状。例如，有肝功能障碍的人，通常会在胸椎的第四节和第八节出现疼痛感；副肾有问题的人，通常会在胸椎的第九节感到疼痛。当这些部位疼痛时，可以用手指按压1～3分钟。患肝病的人，可以在晚上对疼痛部位进行热敷。另外，有牙龈炎的人可能会牙龈出血；有子宫疾病的人可能会子宫出血；肠胃功能弱的人可能会出现肠胃疼痛症状；有脑疾的人可能会头痛。

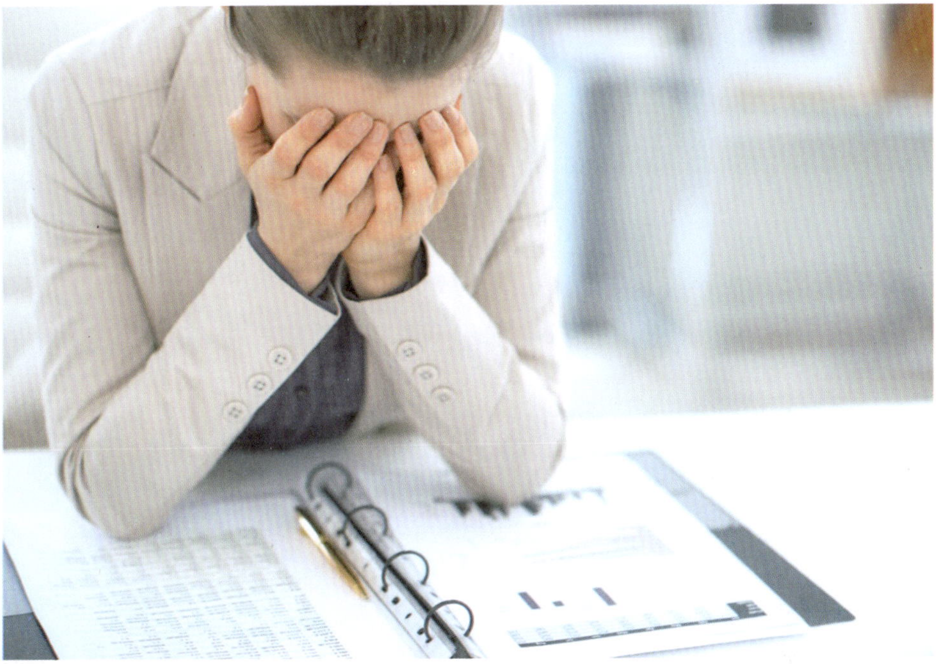

体重变化

断食期间，体重会下降。一般人断食后，体重会减轻1.5～8.5千克，但是也有的人体重变化不明显。

总之，断食过程中，头痛、发热、畏寒、倦怠等都属于正常的生理反应，也是病愈的前兆，不要过分担心。但是如果情况比较严重，就需及时就医，以免因拖延发生危险。

第六节 断食期的心理调适

坚持断食的理由

断食起源于中国古代的“辟谷”术，由此可见，断食疗法源远流长，并非空穴来风。现今，随着医疗成本日益增多，人类难以治愈的顽症越来越多，越来越多的人开始尊崇自然疗法。

中国台湾著名学者，断食养生法的代表性人物段千木认为，由于断食疗法是在一定时间内停止为身体供给营养，所以可以使人体内的病菌无法生存，死亡的病菌和其他毒素，包括宿便，会通过断食被排泄出来，提高了人体的自愈能力，有益于身心健康。

日本著名医生甲田光雄就是断食疗法的代表性人物之一。因为他亲身体验过断食，对断食有丰富的实践经验，所以他相信饮食过量不仅容易使体内堆积宿便，还容易损害肝脏，唯有节食有益健康。

日本著名的“辟谷”医学博士今村基雄更是通过自己的亲身实践证实，断食有益于慢性疾病的调理和恢复。他相信断食有助于调节精神。通过断食，人能够重获新的精神力量，对自己的身体将更有信心。

前苏联著名的断食专家尼古列夫医生利用断食疗法成功治愈了6000多名病人。他认为断食可以刺激人体细胞的再生和代谢功能，对治疗精神疾病也具有明显效果。

美国专门研究人体老化问题的专家华福特通过实验发现，体温较低有助于延长人的寿命。而在节食和断食过程中，由于吃得少，体温会略有降低。

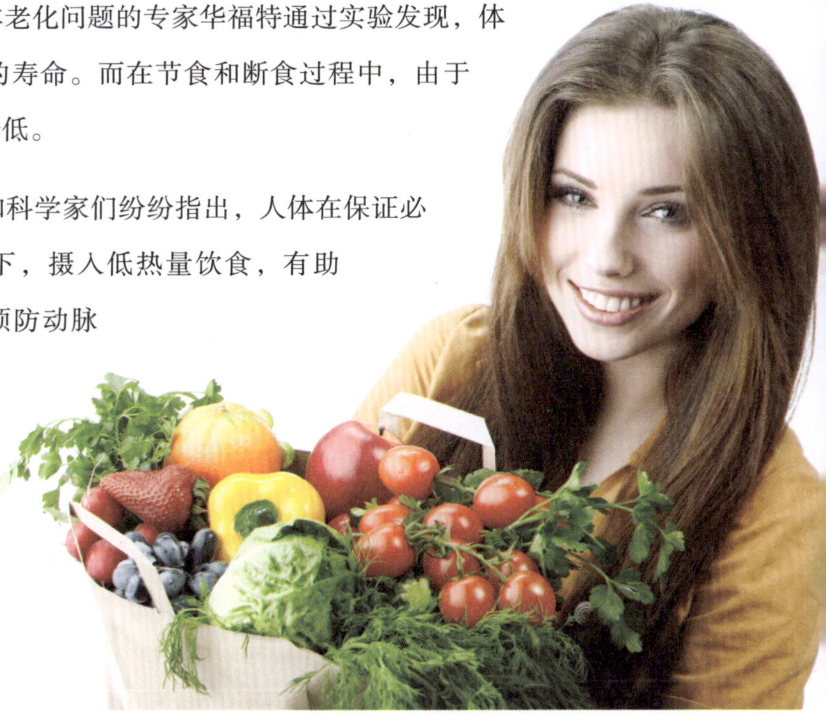

所以，营养学家和科学家们纷纷指出，人体在保证必要营养和能量的前提下，摄入低热量饮食，有助于降血脂、降血压，预防动脉硬化、心绞痛、心肌梗死、脑血栓、脑出血等心血管疾病，并对肥胖症、糖尿病、脂肪肝、肝硬化等也有辅助防治作用。

此外，美国卡耐基营养研究所通过实验发现，人体经过断食，精神会变得更好，头脑更清晰，智力比断食前更高；日本国立营养研究所的高比良英雄博士曾经通过断食亲自证实，断食确实有助于改造机体，增强人体的自愈能力，产生明显的治愈疾病的效果；九州大学市松博士通过研究发现，断食疗法有助于治疗消化性疾病，如胃无力、胃扩张、胃溃疡、慢性胃炎等，对神经系统疾病也有明显疗效；英国伦敦开士博士在《简易生活法》一书中写道，“患病之时，与其给病人药物，不如使受损的身体暂时休息，绝食断水，这样身体会自然恢复活力”。而且开士博士本人也身体力行，他坚持断食40多年。

总之，在今天，简单、自然的养生方法日益流行，支持断食养生的专家也越来越多。正是基于这一点，我们才有理由相信断食疗法，接受并选择断食疗法，然后去亲自体验。

保持心情乐观和情绪稳定

断食并非万能药，并非能够治愈所有疾病。相反，如果不能正确理解断食，对断食的方法掌握不当，不但不能够起到治病疗疾的作用，反而可能损伤身体，加重病情。因此，对待断食养生的心态很重要。

其实，养生的目的就是让身体正常，而断食就是帮助身体进行调理，从而使身体进入一种良好的状态中。

中医认为阴阳平衡是生命的根本，身体达到阴阳平衡，人体才能具有活力，阴阳失衡会导致生命的衰败和死亡。“天人合一”是对自然的领悟和应和，而断食就是实现“天人合一”的有效途径。

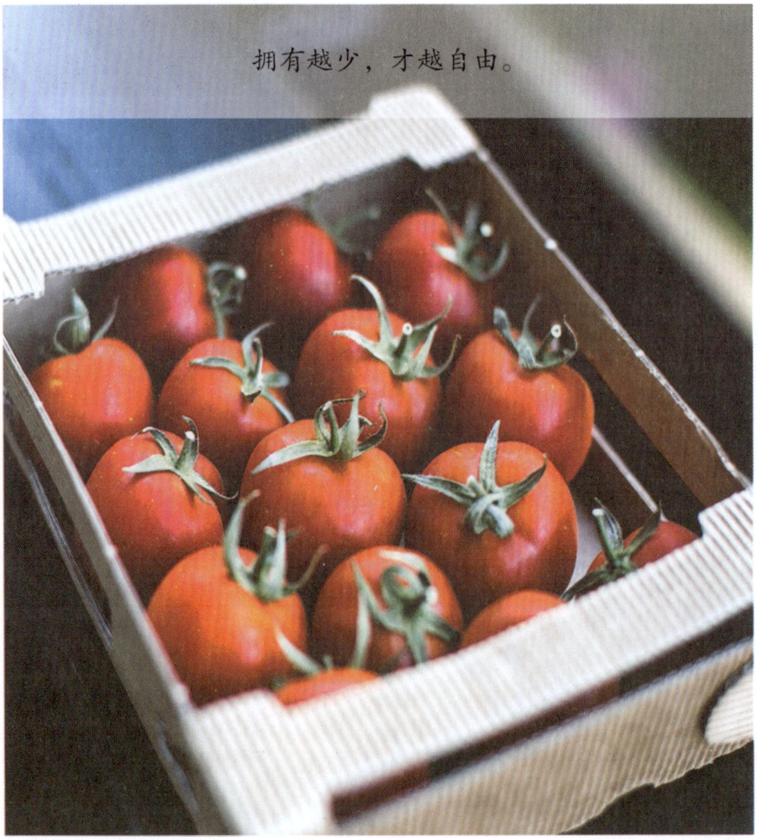

作为一种符合人体本能的自然养生法，“天人合一”要求断食要有规律，最好能够定期断食。同时，要对生命充满信心，相信人体具有强大的自愈能力，包括免疫力、排除异类的能力、愈合和再生能力、内分泌调节能力、对刺激的反应能力等。一旦身体出现异常，人体就会调动全部资源应对，直到消除疾病、恢复正常。断食则能够使人体的自愈系统更好地运转。它有助于增强人体免疫力，为身体排毒，促进身体的阴阳平衡，帮助改善体质，使身体恢复活力。

所以，对于断食，我们应该相信它对健康的益处，相信正确的断食能够使我们受益，并以积极乐观的心态和稳定的情绪来面对。

断食可能会让人感到痛苦，如感觉异常饥饿、食欲旺盛，或者出现某些不适反应，如发热、感冒、畏寒等，这些都有可能让断食者变得焦躁不安，在难以忍受的时候，甚至可能半途而废。然而，越艰难，就越要坚定断食的决心，努力保持乐观的心态，并努力让波动的情绪稳定下来。

◆ 进行强度不大的运动，如散步、按摩、柔软体操、腹式呼吸等，有助于转移注意力，缓解饥饿感。

◆ 聆听舒适轻柔、悦耳优美的音乐，让紧张的情绪放松，缓解饥饿感及其他不适症状。

◆ 进行呼吸和冥想训练，使心情得以放松，进入入定状态，让全身肌肉松弛下来。

◆ 进行静思和坐禅，安抚烦乱的心情，审视自我，使心灵得到净化。

第七节 轻断食的最终目的非减肥

虽然断食有排毒减肥的作用，但是减肥却并不是断食的最终目的。

仅为了减肥而断食，势必容易急于求成。而且只为减肥而断食的人，还不够了解断食的健康养生作用，也是盲目断食。因而，就算断食后体重减轻了，也容易损伤元气，伤及身体健康。据统计，纯粹为了减肥断食的人，通常成功率都很低。因为断食其实是一种较为艰苦的“自我修行”，它要求人体克制食欲，坚守自我。但是“食乃人之本性”，想吃是人体的本能冲动，尽管有人能够克制欲望，坚持下来，但多数人最终还是会失败。缺乏自制力和意志力的人，要么半途而废，要么在断食一结束就开始暴饮暴食。这样断食更多会伤及身体，损害健康，然后得出一个武断的“断食不好”的结论。

另外，如今提倡“以瘦为美”，所以有些人，尤其是女孩子，明明不胖，却偏要追求所谓的“骨感美”，盲目节食，结果产生贫血、营养不良、低血糖等症状，甚至有的人因此罹患神经性厌食症，吃任何东西都会感觉腹痛或者胃部不适。

其实，医学研究早已证实，过度消瘦对人体健康并无益处，尤其对于女性。因为足够的脂肪意味着女性的成熟。一个健康的青春少女，体内的脂肪量至少要达到17%，才能促使性成熟。脂肪也是女性生育能量的主要来源。女性十月怀胎及前3个月的哺乳期，要求体内的脂肪必须超过23%，才能使妊娠成功并保证婴儿的健康。如果孕妇体内的脂肪达不到基本要求，就很容易出现流产、早产等情况。

所以，断食的目的并非减肥，而是把体重恢复到正常标准，同时调理身体，保持体内能量代谢的平衡。如果只想通过断食让体重迅速下降，这种想法既不科学也不现实。作为一种健康的自然疗法，断食有许多规则。只有真正掌握断食的规则和要领，断食才容易成功：胖人的体重在不影响健康的情况下正常下降；瘦人的体重不仅不降，甚至还有可能增加。另外，如果不了解而盲目断食，即使在断食之初体重能够迅速减轻，在断食结束后，恢复饮食的情况下，体重也很容易迅速反弹。

另外，在断食期间，身体的平衡系统会处于压力状态，并将信号传递给脂肪储存系统，脂肪储存系统出于一种本能性的条件反射，会随时准备增加体内脂肪的储量。所以，断食后一旦恢复进食，身体就会变本加厉地储存脂肪，如果不能对食欲适当抑制，对饮食进行控制，暴饮暴食，就极其容易伤害身体。

所以，选择断食必须要从健康的角度考虑，要有规律、有计划地进行断食，而千万不能够把断食作为减肥的手段，为了减肥盲目而断食。否则，断食不仅无益，反而有害。

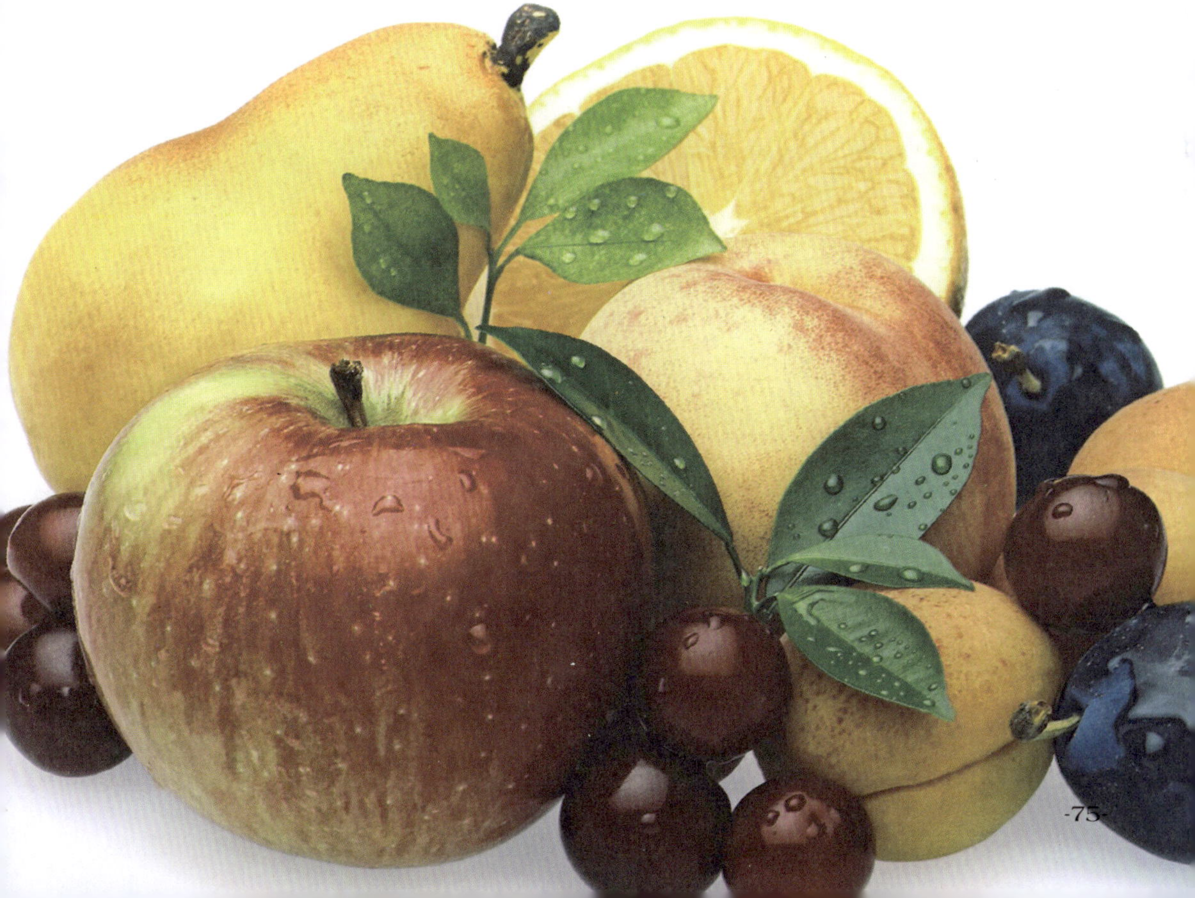

第五章 特色断食减肥法

第一节 甲田式少食断食法

甲田光雄，医学博士，原大阪大学的医学教授，日本综合医学会名誉会长，甲田医院院长。甲田曾经在学生时代患有慢性肝炎。为了治好自己的疾病，他尝试了各种方法，最终却通过断食法治好了此病。这次经历对甲田的一生产生了极其重要的影响。他从大阪大学医学部毕业后，开办了大阪八尾医院，以“西氏健康法”和“断食法”为核心，开始了对各种疑难病症的治疗，并获得成功，被日本人誉为“最可靠的医师”。

甲田认为，自古以来民间就流传“少食无病”，因而坚持少食是治疗各种疑难病症的秘诀。他本人长期的医学临床实践也证实，疾病患者只要能够严格坚持少食，就能逐渐缓解各种疑难病症。例如高血压患者，只要能够在平时注意节制饮食，即使并不是每餐严格按低盐饮食，血压也能自然降下来。另外，少食有利于防治某些疑难病症，如红斑狼疮、重症肌无力、慢性肾炎、慢性甲状腺炎、支气管哮喘等。少食甚至有助于防治癌症。当人体免疫功能旺盛时，体内一般不会产生癌细胞，即使产生少量癌细胞，也会很快被消灭，而不会形成癌肿。如果人体免疫功能弱，癌细胞就会大量生长繁殖，最后罹患癌症。

人体免疫功能与饮食量密切相关。每天坚持少食，能使免疫力旺盛不衰。反之，如果长期饱食，就会使免疫力过早衰退。所以，尽早养成少食的良好习惯，有益于健康长寿。

研究还发现，经常饱食的人，到了老年，体内甲状腺激素含量明显增加，罹患骨质疏松的风险加大；相反，平时注意节制饮食的人，到了老年，体内的甲状腺激素含量增加不明显，罹患骨质疏松的风险大大降低。

甲田主张把一日三餐改为一日两餐，建议废除早餐。对一般人来说，废除早餐后，午餐和晚餐仍然保持原有的食量，体重会暂时减轻。当身体完全适应废除早餐后，午餐的食量可能会减少。午餐食量减少并不会影响身体健康。有时，即使偶尔不吃午餐，只吃一顿晚餐，也不会感到饥饿难忍。虽然这种做法在现代营养学家们看来似乎不可思议，但确实对身体是有好处的。此外，甲田还认为，在废除早餐的同时，要尽量避免在午餐或晚餐大吃大喝，并尽可能杜绝夜宵、零食。如果一方面不吃早餐，提倡少食，一方面又过量摄入零食，那其实并不能真正做到少食。

甲田还认为，在实行少食断食法时，必须注意饮食的营养成分能否满足人体的需要。越是少食，越要注意选择营养成分比较全面的食品，如糙米、普通面粉、黑面包、黑砂糖、蜂蜜、金枪鱼、沙丁鱼、海带、牛奶、大豆、萝卜、胡萝卜、芹菜、菠菜等。只要能够充分地考虑食物的质量，如把精米改成糙米，把白砂糖换成黑砂糖，把白面包改成黑面包，那么，哪怕一天只吃少量食物，也完全能够满足身体对蛋白质、糖类及镁、铁、锌等营养的需求。

一日两餐节食法，对食物质量的要求也很高。这里介绍几种甲田式断食食谱。

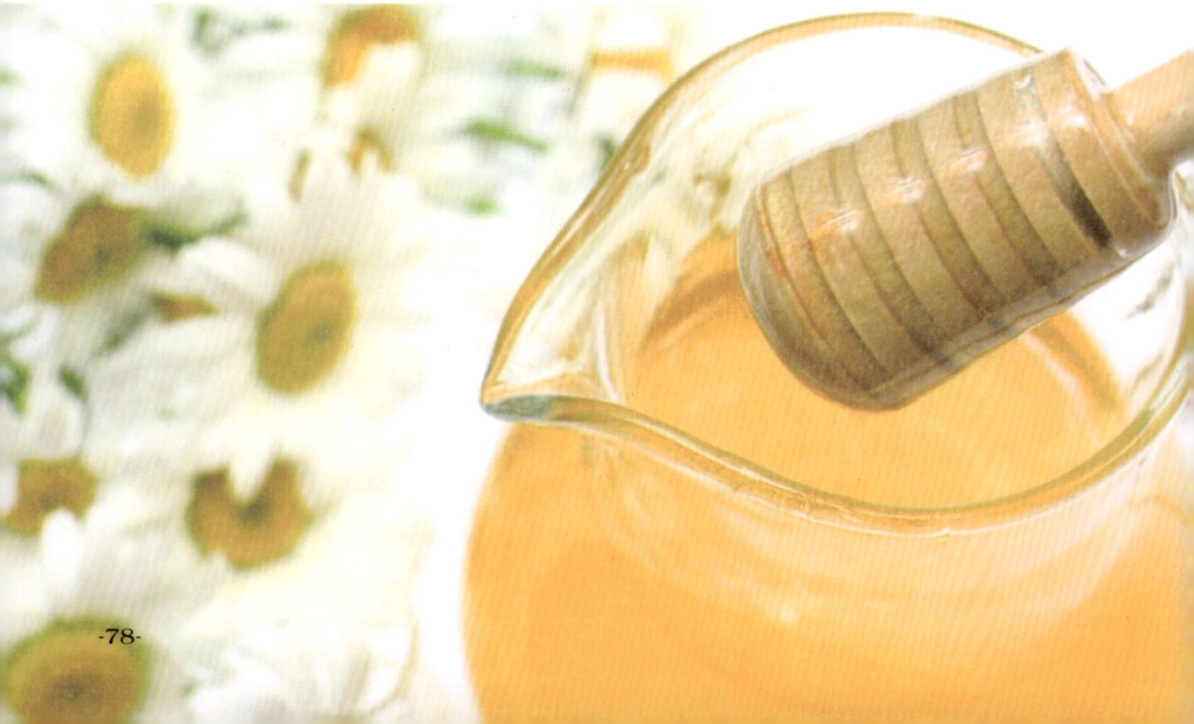

初级食谱

此食谱适用于断食刚入门者。

早餐	不吃早餐，尽量多喝水，至少500毫升白开水，或者柿子叶茶；另外，喝180毫升以上的蔬菜汁，要求蔬菜汁最好为五种蔬菜的汁混合而成
午餐	饮食内容和以往一样，但减少为以前的八成
晚餐	控制在八分饱，不吃夜宵，不加餐

另外需要注意的是，每天需要多喝水，白开水和柿子水每天喝1.5～2升即可。饭前饭后3小时以内不建议喝水。

中级食谱

此食谱适用于有断食经验的人群。

早餐	不吃早餐，多喝水，白开水和柿子叶茶至少喝500毫升
午餐	饮食量减少为以往的八成，主要为粗米，配菜则以海藻类、鱼类、番薯类、豆类为主
晚餐	同午餐

代谢综合征人群食谱

早餐	20毫升氢氧化镁，180毫升水，应在起床后立即饮用；清汤180毫升；苹果半个；30克蜂蜜
午餐	主食为粗米；配菜在纳豆、芝麻、牡蛎、黑豆、海藻、鱼干、白肉鱼、豆腐中任选两种
晚餐	同午餐

另外，同样要求每天喝白开水和柿子叶茶1.5～2升，饭前1小时建议喝180毫升胡萝卜汁。严禁吃夜宵。

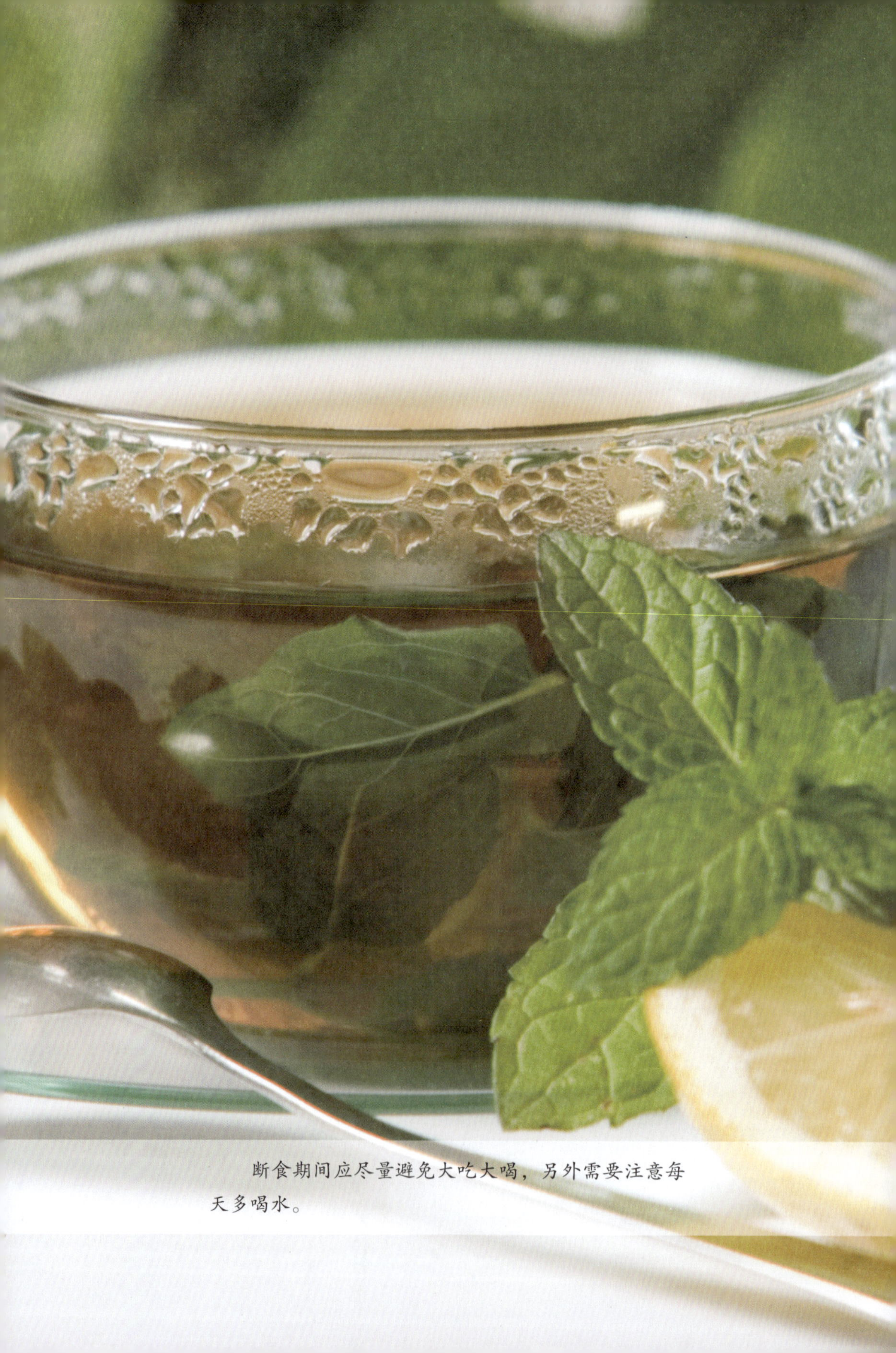

断食期间应尽量避免大吃大喝，另外需要注意每天多喝水。

第二节 瑜伽断食法

古印度流传下来的瑜伽体系中，断食法占有十分重要的地位。许多瑜伽士通常会在重要的宗教节日或者一些特定的日子里断食。瑜伽修行者认为，有规律地断食，可以磨炼一个人的精神品质和心理素质，有益于身体健康，能够让人更容易接受素食，促进身体排毒，并有助于减肥。所以，瑜伽修行者都把定期断食作为预防疾病和保健的措施。

同时，断食期间，人体消化系统得到休息和调整，节省下来的能量用于身体的自我修复和心智开发，所以，它在提升心智方面也发挥着巨大作用。

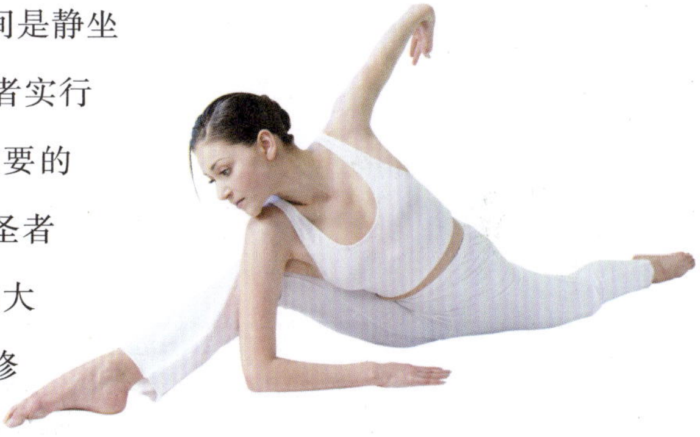

所以，瑜伽修行者们相信，断食期间是静坐的最好时间。几千年来，瑜伽修行者实行断食并不仅是为了身体健康，更重要的是能够提升他们的心智。许多瑜伽圣者和智者都经由长期断食而得到了伟大的智慧和心智力量。断食能够帮助修行者更好地控制性欲，避免人体产生过多的欲望，能够更好地遵守戒律，增进灵性修持的进展。

当然，瑜伽修行者在断食期间并不是什么都不吃，他们会少量进食一些蔬菜汁、水果汁或者米汤，以维持身体正常的代谢活动。瑜伽断食法对于现代人来说更实用，它可以作为一种运动，也可以被当做一种科学的养生方法，对人的身心健康都有益处。

高明的瑜伽教练陈冠丹创立了“冠丹瑜伽”。它运用瑜伽术中的精华，进行糅合人体生理、心理、灵性于一炉的综合性的日课训练，双管齐下，达到强身祛病、改变体质、调理心理的目的，让人更加快乐，更加健康。它包括以下内容。

◆ 定期断食，进行清肠排毒。

◆ 静坐，锻炼心灵，安定精神，并结合心理抚慰治疗。

◆ 练习瑜伽术，强身健体。

◆ 在断食之后食素，并以生食为主。

当然，在采用瑜伽断食法时，也必须运动，最好练习瑜伽姿势，尤其进行能够强壮腹肌、背肌、腰肌的练习，只有这样才能获得良好的断食效果。断食时，人的五官感觉会更加敏锐，所以，不宜进行刺激性的活动，可以阅读、听轻柔的音乐，或者写日记，同时进行瑜伽调息法和冥想的练习。断食期间，要严格忌酒、忌烟、忌欲，避免一切刺激性的食物，但可以进食一些特定的食物，如豆浆、果蔬汁、梅姜茶等，有助于消除疲劳。

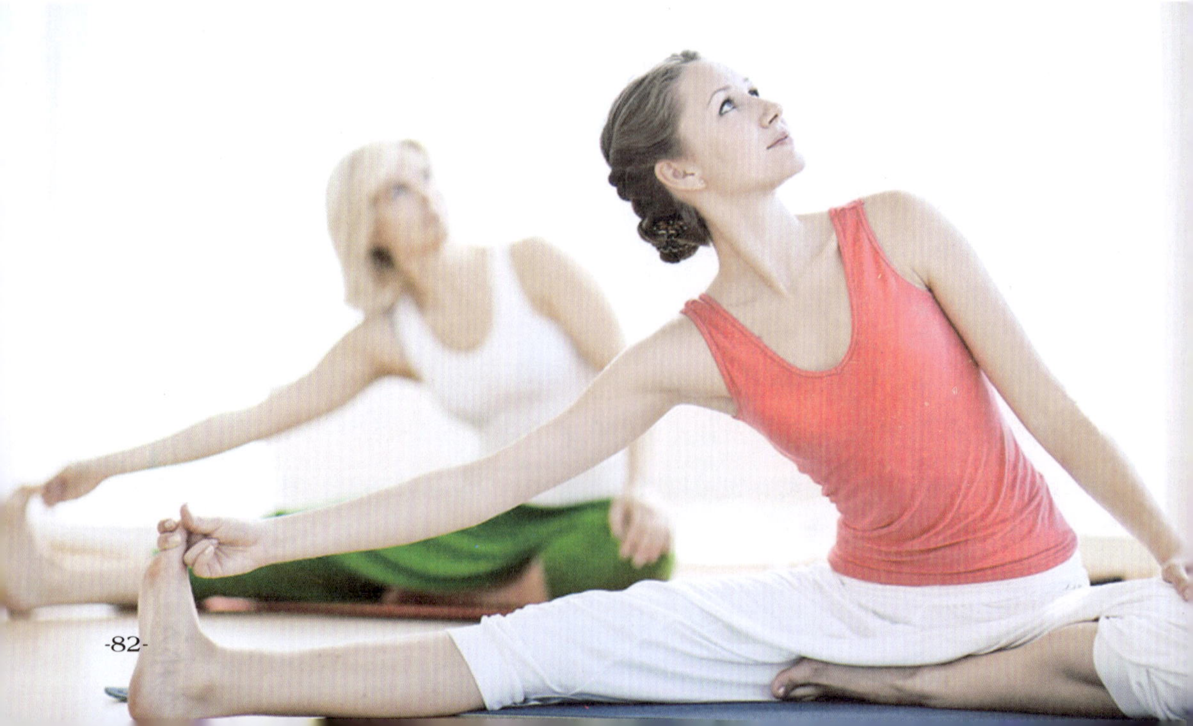

断食方法

1．断食时间建议为一周，前五天逐渐减餐，最后两天全断食。

2．断食期间每天进行一小时的瑜伽练习，在避免饥饿给肠胃带来伤害的同时使肠胃得到休整。

3．复食前三天以流食为主，使肠胃能够更好地恢复功能；而后慢慢恢复到正常饮食，尽量只吃八分饱。同时需注意避免摄取过于油腻、生冷及难以消化的食物，以免肠胃受伤害。

4．大量摄取加入食盐的柠檬水，清除毒素。喝完柠檬水之后若觉得肠胃不适，可再喝一杯糖水或蜂蜜水进行调和。喝完柠檬水后会持续上厕所，拉出奇臭的大便，不用过于担心是否为腹泻，这是排毒的正常反应。

5．吃早餐前可先吃根香蕉。香蕉能够清除毒素和异味，还能缓解便秘，具有滑肠效果。吃完香蕉后需过一段时间再吃早餐。

6．早餐、午餐尽量选择清淡的食物，避免有毒、酸性物质过早地进入体内。

7．断食后用冷水清洗身体，洗净断食时排出的毒素。

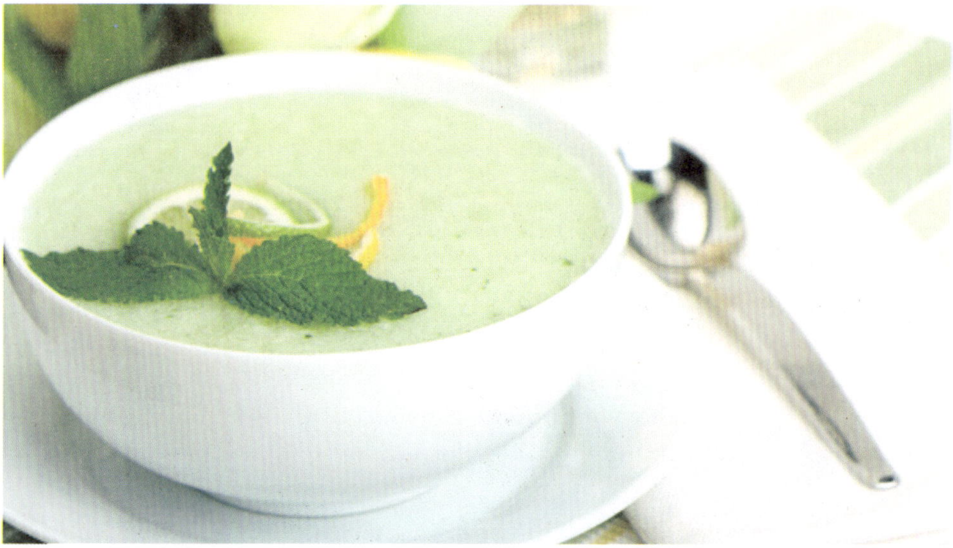

第三节 果蔬汁断食法

果蔬汁断食法是一种比较特别的改良断食法。断食期间，断食者只喝新鲜的果蔬汁，不吃其他东西。果蔬汁中含有丰富的膳食纤维，具有清理肠胃的功效。果蔬汁中还含有丰富的维生素和矿物质，不仅有益于人体健康，也兼有美容作用。

采用果蔬汁断食法，身体出现疲乏倦怠感的程度会比较轻，属于比较温和的断食方法。

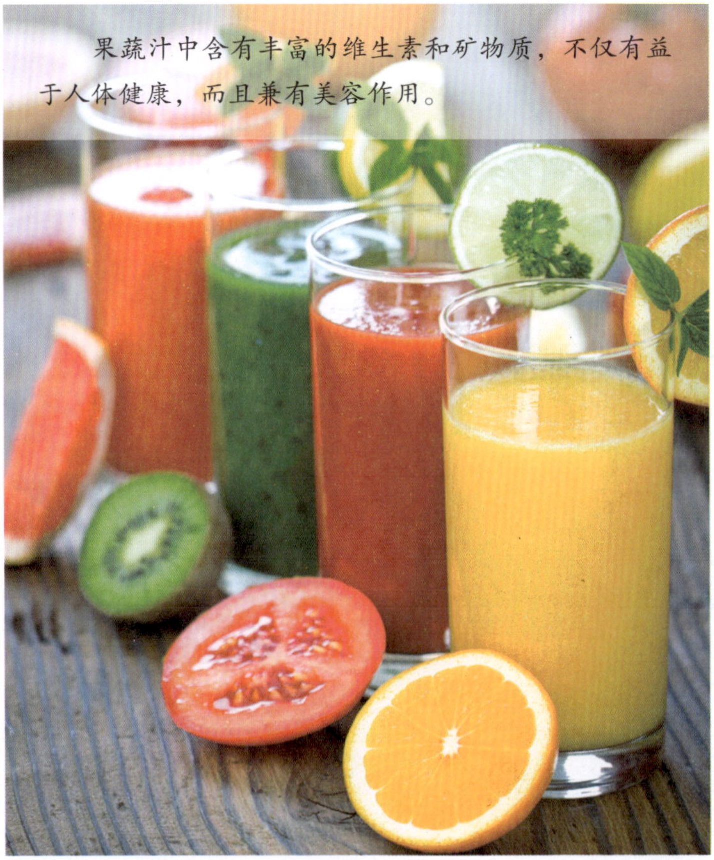

断食期

1．断食期，有许多种果蔬汁可供选择，如苹果汁、梨汁、葡萄汁、橘子汁、草莓汁及用多种果蔬搭配制作出来的混合型果蔬汁等。断食者可以根据自己的身体需求和个人喜好进行选择。

2．断食期，断食者每天早、晚两次或者早、中、晚三次分别饮用果蔬汁，每次喝1杯（约180毫升）至1.5杯（约270毫升）。

3．在进行果蔬汁断食时，还可以配合一些其他的健身方法，如西氏健康法等，有助于提高断食效果。

4．果蔬汁断食法不宜超过3天。

第四节　柠檬天然树糖浆断食法

柠檬不仅味道香甜清新，而且富含多种维生素，具有很好的解毒排毒效果。而且，柠檬与天然树糖浆结合还是一种有效的断食方法。

1995年，美国自然疗法医生斯坦利·布罗夫斯在瑞士将天然树糖浆进行改进，将其变为医生乐意接受的可自主选择的排毒方法。经过欧美十几年来的推广，这一排毒方式已风靡各地，成为公认的瘦身、排毒经典，受益者不计其数。

北美的枫树和东南亚的棕榈树是天然树糖浆的主要来源。枫树糖浆含锰和锌，而棕榈树糖浆则含有大量的钾和钙，这些微量元素对身体都有益处。

英国柠檬天然树糖浆原料在原有的柠檬树糖浆制作工艺上进行了改良。英国柠檬天然树糖浆增加了能量的摄入，保证了人体所需热量，也更容易坚持。在此需提醒女性，目的不同，服用方法也略有不同：如果单纯想减肥，则应避开生理期；如果想治疗生理痛，则可在生理期坚持服用。

功效

柠檬天然树糖浆断食法有助于排毒美白，稳定血糖，同时还能修复肠胃系统，增强肠胃功能。另外，疏通经络、活血化瘀效果亦非常显著。

断食期

1. 断食期，断食者每餐用一个柠檬榨汁，再兑上等量的天然树糖浆和适量的水混匀后饮用（50毫升柠檬汁+50毫升天然树糖浆+400毫升水），既可以用来替代每日三餐，也可以只替代晚餐。

2. 刚开始断食时，可以搭配少量低热量饮食。例如，每天早、午、晚，除了饮用一杯柠檬天然树糖浆，还可以再适量进食清淡的流食及新鲜的水果、蔬菜，如粥、豆浆、牛奶、猕猴桃等。

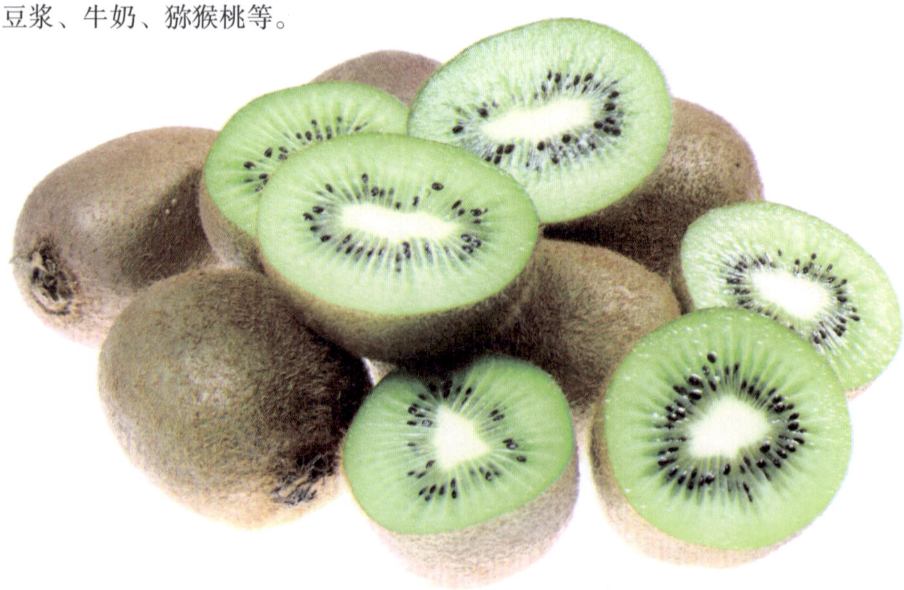

第五节 瑞士接骨木断食法

接骨木是一种忍冬科植物，味甘、苦，性平，具有活血止血、祛风利湿等功效。如果不想内服，也可外敷。

如果断食的主要目的是减轻体重并排毒，那么最适宜用此种方法。因为接骨木花和接骨木果实中的有效成分能够清血化痰、促进排水排汗、通便，所以接骨木疗法能有效预防感冒及相关疾病，如咳嗽、流鼻涕等，适宜于体质不好的人在较为寒冷的季节使用。

功效

瑞士接骨木断食法对痛风、大骨节病、急慢性肾炎、风疹、跌打损伤、骨折肿痛、外伤出血等均有良好的治疗效果，另外还能抗菌消炎、清热解毒、祛风除湿、活血止痛、通经接骨。排毒效果和减肥作用也很好。一周平均瘦2.5～5千克，摆脱亚健康状态，淡斑、祛痘、收紧毛孔。

断食期

1. 断食期，用天然接骨木饮料替代正餐食用，每天早、中、晚，分别用300～350毫升的接骨木原汁与水按照1：5的比例进行调兑后饮用。

2. 若是大量补充瑞士接骨木原液还感到饥饿，则可以吃少量苹果泥和西瓜。

3. 可服用鲜榨果汁。

4. 若有特殊情况坚持不了7天，可缩至3天或者5天。

第六节 热茶蔬果汁断食法

热茶蔬果汁替代正餐断食也是一种较为温和的断食方法。

断食期间，每天饮用定量的热茶蔬果汁。热茶蔬果汁中含有丰富的营养元素，能够补充人体每天对营养成分的需求。排毒养生、瘦身减肥，人们都可以通过这种断食方法实现。

功效

采用热茶蔬果汁断食法，能促进人体激素分泌，使人体恢复活力，保持充沛的精力及皮肤的红润光泽，排毒养身、瘦身减肥。

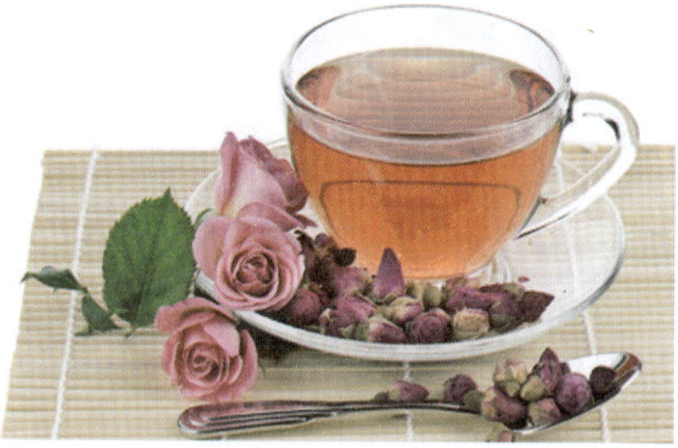

断食期

1. 断食期，断食者以饮用热茶蔬果汁为主，可以每月进行一次。

2. 断食期，早、中、晚三餐分别以300毫升热茶蔬果汁替代。清晨起床后，人体的代谢功能刚开始运转，如果此时喝冷饮，就会导致肠胃系统收缩，影响身体的代谢活动。反之，如果能够先喝一杯热的橙皮姜茶，那么不仅能够促进人体新陈代谢，而且还有暖胃作用。热茶与蔬果汁搭配饮用，能够促使人体内的毒素和废物垃圾迅速排出，并在一定程度上获得瘦身效果。

3．断食期，不宜一直躺着或者坐着，可以适量辅以运动，如散步、快步走、做柔软体操等，能够促进身体的血液循环和新陈代谢，增强身体的排毒效果。

4．对于热性体质的人而言，可以将热茶与蔬果汁搭配饮用；对于体质寒凉的人来说，建议在蔬果汁中添加大约5毫升姜汁混合后饮用，姜汁能够促进血液循环，帮助身体取暖。

第七节 苹果断食法

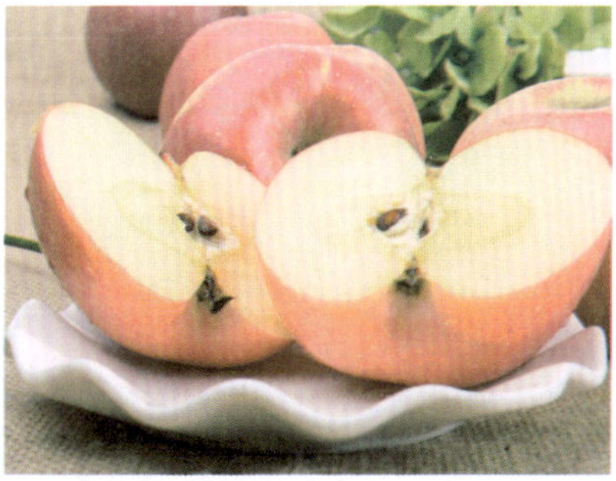

苹果富含丰富的膳食纤维，有助于降低胆固醇，美容养颜。

苹果断食法是一种很常见的断食方法。苹果的热量低，每个苹果的热量只有420～630千焦。采用这种断食方法完全不用担心会感到饥饿难耐，因为苹果中的膳食纤维非常丰富，能让人产生饱腹感。而且，苹果断食法很简单，只需在断食期间吃苹果就行了，不限品种，所以原料也很容易获得，价格低廉。总之，苹果断食法是一种十分省力的选择。

功效

苹果断食法有助于排毒，净化血液，改善便秘，降低胆固醇，降血压，有效减少冠心病等心血管疾病的发生；促进新陈代谢，美容养颜，改善皮肤干燥、过敏性皮炎等。

断食期

1. 采用苹果断食法时，每天吃6个苹果，不吃其他食物。

2. 从断食第4天开始，每天可以喝一小勺橄榄油。橄榄油能促进人体排毒，帮助改善便秘和消除水肿。尤其在空腹情况下摄入橄榄油，能有效刺激肠道，增强肠道蠕动能力，帮助把肠道中的废物、毒素、宿便轻松排出。

3. 断食期间，每天要多喝水。可以喝白开水，也可以喝没有刺激性的茶水，如薄荷茶、麦茶、红花茶等。

4. 断食期间尽量避免从事需要大量消耗体力和脑力的劳动。

5. 断食期间，断食者每天进食的苹果不限品种。不过需要注意的是，苹果在吃之前一定要洗干净，要连皮一起吃，因为苹果皮中含有大量的果胶、天然色素。有条件的话，建议食用无污染的有机苹果。胃肠功能不太好的人，最好吃红苹果而不要吃青苹果。

6. 苹果断食法能够为身体的消化系统进行大扫除。这种断食法最好每隔1～2个月进行一次，才能取得比较好的断食效果。

7. 在苹果断食法食疗中，还有苹果泥断食法和苹果汁断食法。

采用苹果泥断食法，人体每天能摄取约1260千焦热量，并能摄取一定的膳食纤维。这种疗法有助于润肠通便。在制作苹果泥前可以先把苹果洗干净后放入冰箱中冷藏保存，需要时将苹果取出，用料理机把苹果打成苹果泥。每天吃两次，每次吃一个中等大小的苹果即可。在吃苹果泥时，可以加入少量食盐。

胃肠功能不好的人，可以采用苹果汁断食法。同样，也可以在苹果汁中加入少量食盐。

第八节 "牛奶+果蔬"断食法

"牛奶+果蔬"断食法既能使人吸收牛奶中丰富的蛋白质、维生素、钙及一些活性成分，又能补充果蔬中的膳食纤维，搭配均衡，营养全面。相较于单一的牛奶或者果蔬断食，此法口味的多样性更能吸引你。

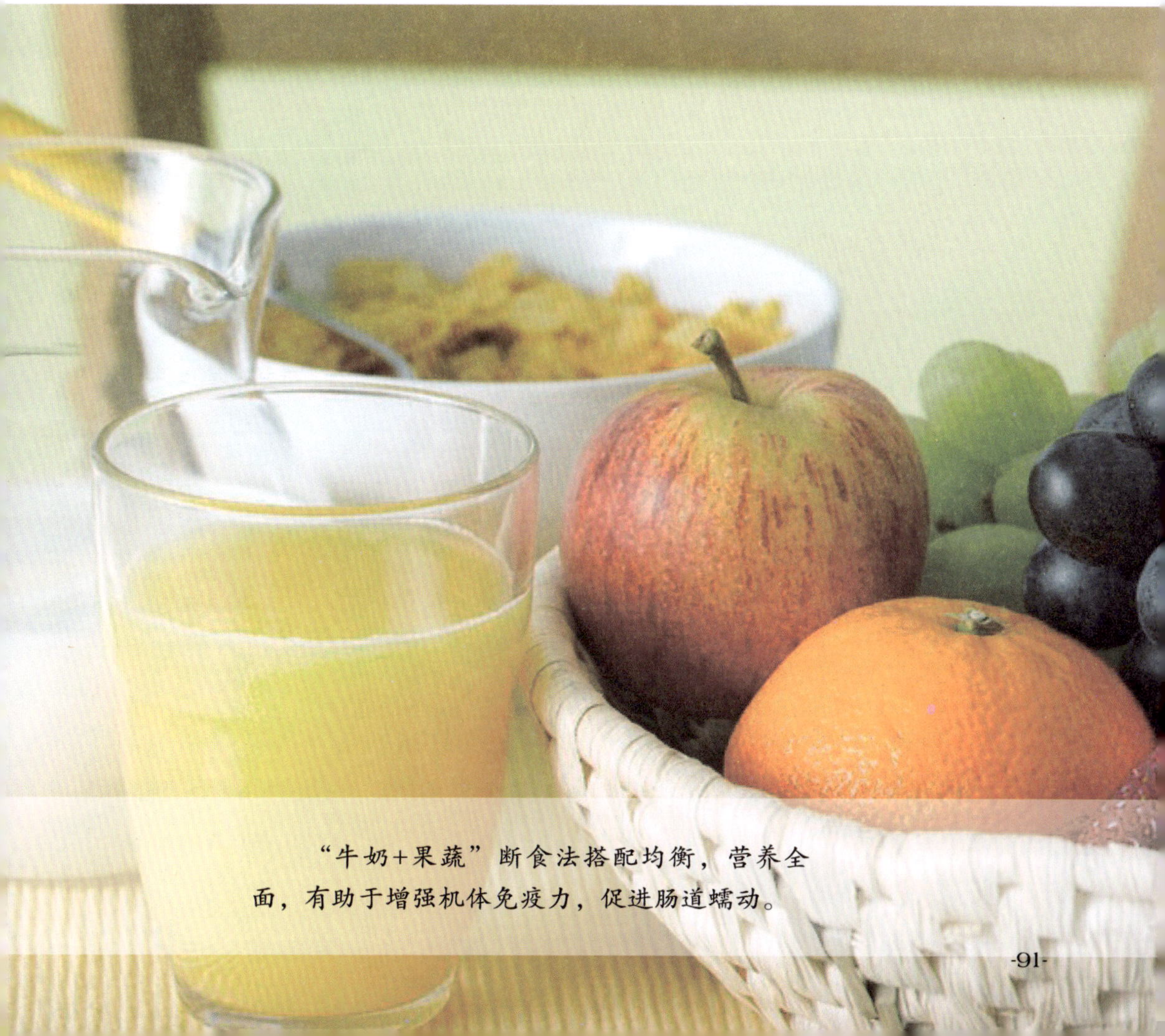

"牛奶+果蔬"断食法搭配均衡，营养全面，有助于增强机体免疫力，促进肠道蠕动。

功效

“牛奶+果蔬”断食法有助于增强机体免疫力，促进肠道蠕动及人体新陈代谢。

断食期

1. 在断食期，每天的牛奶摄取量不低于250毫升，最好选用黄色、绿色、红色的蔬菜和水果，或者选择黑色的菇类。这些食物能够为人体补充各种维生素、微量元素、矿物质及膳食纤维，可利尿、消肿。

2. 可以把新鲜的蔬菜、水果做成沙拉，或水煮青菜、做蔬菜汤，也可以打成蔬果汁喝。

3. 采用“牛奶+果蔬”断食法不宜超过3天，每周可以进行一次。

4. 在断食的前两天，早餐可以喝250毫升牛奶及80～200克的新鲜蔬菜和水果；午餐和晚餐照常吃，但应尽量避免摄入脂肪含量高的食物。

5. 在断食的第三天，三餐只喝250毫升牛奶，吃80～200克新鲜蔬菜或水果。

6. 断食期间，一定要补足水分，每天至少喝2000毫升水。

7. 可以补充一些综合维生素及矿物质，防止身体产生不适感。

8. 断食期间，最好严格戒酒，如果实在无法戒酒，那么每天不宜喝超过1瓶啤酒。

9. 断食期间如果选择的是较为温和、纤维含量较高的果蔬（一般蔬菜较多），则可以与牛奶同时食用；如果选择的是口味更丰满、较酸的水果，就隔一段时间再喝牛奶。

第九节　米汤断食法

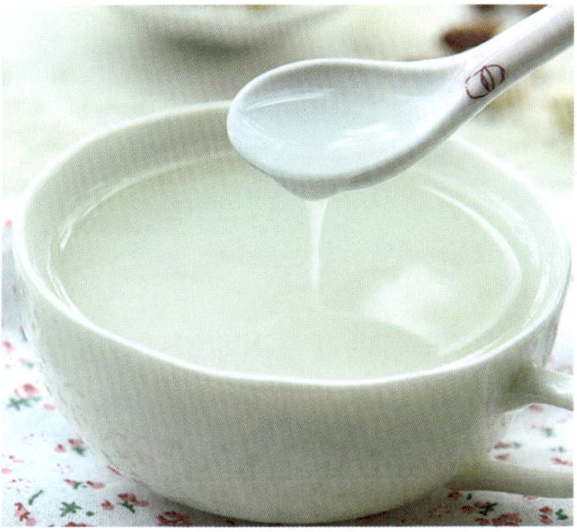

如果人们不想花费太多或想省事，如果人体肠胃功能较差，很多断食法不敢尝试也不能尝试，那么米汤断食法就是理想选择。首先，米汤制作简单，材料易得，价格低廉；其次，米汤中所含有的糖类能提供人体所需的热量；更重要的是，米汤能有效保护胃黏膜，还具有滋阴益气、清热润燥、强筋健骨等功效，具有很好的滋补作用。

功效

米汤断食法有助于滋阴益气、健脾养胃、清热润燥、强筋健骨。

断食期

1. 采用米汤断食法时，熬煮米汤有两种方法：一是用糙米熬粥后，除去米渣；二是直接使用糙米粉熬煮熟成米汤。用糙米粉熬米汤时，既可以直接用生糙米粉熬煮，也可以先把糙米放入炒锅中炒熟，再磨成细粉后煮汤食用。断食者可以根据自己的个人喜好进行选择。

2. 断食期间，每日三餐皆食用米汤。每餐可以用25～30克糙米熬取一碗米汤。在喝米汤的时候，可以放入少许食盐，佐以少许梅干。在感觉到很饥饿的时候，辅以生鲜的蔬菜和水果充饥。

3. 采用米汤断食法，每个疗程的时间为1～3天，不建议超过3天。

第十节 酸奶断食法

酸奶断食法就是用酸奶代替主食，相比其他断食法，酸奶断食法更容易进行下去。另外，酸奶作为鲜牛奶的发酵产品，不但保留了鲜牛奶中的营养成分，其中的乳酸菌还产生了人体营养必需的多种维生素，如B族维生素，这让酸奶比鲜牛奶更易于消化和吸收，各种营养素的利用率也都得以提高。当然，如果不喜欢酸奶的口味，那就另当别论了，还是视自己的实际情况而定。

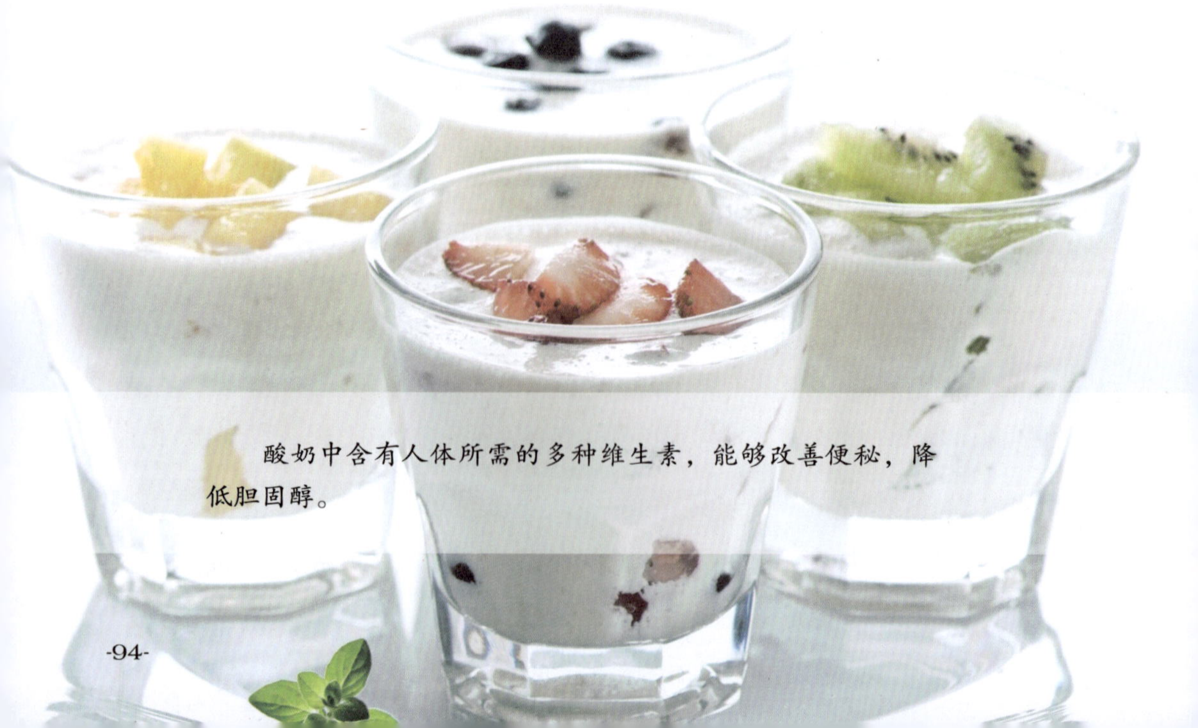

酸奶中含有人体所需的多种维生素，能够改善便秘，降低胆固醇。

功效

酸奶断食法能够改善便秘，降低胆固醇，有利于减肥瘦身，强化免疫系统。

断食期

1. 断食期间，每次饮用酸奶以250克毫升为宜。

2. 早、中、晚坚持喝低脂酸奶，实在饥饿难耐，可适当喝一点儿蔬菜汁或吃一些低热量的水果。

3. 为了避免胃酸过多，也可用酸奶配以适量豆浆饮用。

第十一节　清汤断食法

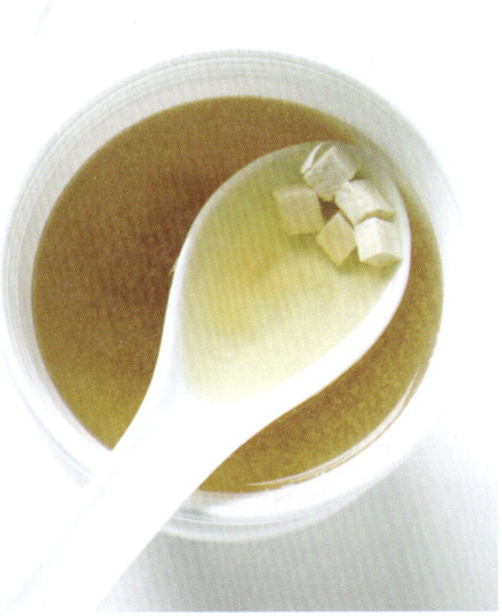

清汤断食法最适宜在冬天进行。冬天喝一碗热气腾腾的汤之后，就不会觉得过于饥饿，断食常有的虚弱无力感亦很少出现，还能够让你在精神上获得一定的满足。

因为清汤通常是用多种食物原料搭配熬制而成，味道鲜美，富含营养。断食期间实在抵制不住美食诱惑时，清汤也能满足你的口腹之欲，不再让你望梅止渴、画饼充饥。而且清汤断食法实行起来也很简单，在家里就可以。

功效

清汤断食法有一定的润肠通便作用。一般断食1～2天，效果即显；菌藻类也能提供较为丰富的矿物质，有利于调节肠内外渗透压，促进肠道蠕动；能有效增加血管活力。断食4～5天，高血压患者血压明显降低，趋于正常。

断食期

采用清汤断食法，可以每次用10克海带，10克干香菇，再加入540毫升水做成清汤。将海带和干香菇煎煮一会儿后捞出，只留下清汤，然后加入少量酱油，30克蜂蜜或者黑砂糖并趁热吃完。在熬制汤时，也可加些调味的小鱼。需要注意的是，有过敏性疾患的人最好不要使用动物性食物。

第十二节 蜂蜜断食法

蜂蜜断食法更温和、安全性更高。有人会问，断食期间吃含糖量如此高的蜂蜜，会不会更胖啊？其实，事实并不是如此。因为蜂蜜中含有一定量的果糖、葡萄糖，可以在断食期间代替正餐，能迅速改善人体的低血糖状态，这可比主食的糖分要少得多。更重要的是，蜂蜜中还含有钙、钠、磷等多种营养成分，能让断食者在瞬间补充基本的营养物质，解决断食期间营养不均衡的问题，又可以让你轻松晋级下一阶段的断食。断食时选用普通蜂蜜就可以，原料易得还不贵。

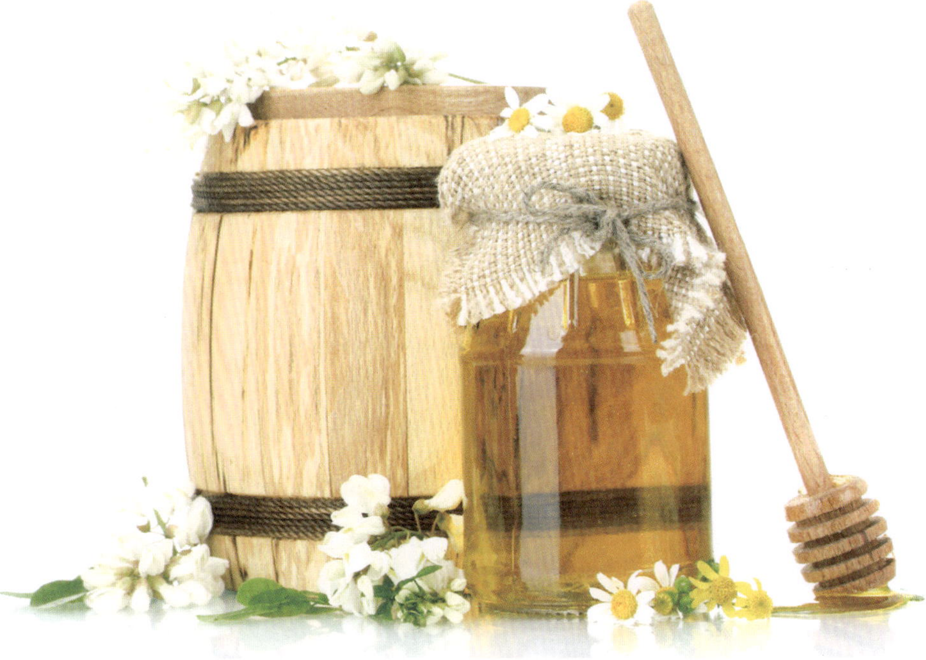

功效

润肺止咳：断食进行一段时间后，止咳效果很明显。

润肠通便：断食2～3天，通便清肠，宿便可排出。

温和减肥：断食结束后，体重不反弹。

断食期

1. 每次取30～40克蜂蜜，用350毫升左右的温水溶化冲兑后饮用。还可以把蜂蜜加入花草茶或者绿茶中饮用。

例如，早餐可以喝一杯蜂蜜绿茶。绿茶味苦、性寒，含有鞣质、叶绿素等成分，有清热解毒、抗菌消炎等功效。蜂蜜与绿茶搭配饮用，既有助于杀菌消炎，又能够增强机体免疫力和抗病能力。胃寒或者体质偏寒性的断食者，可以将蜂蜜绿茶换成蜂蜜红茶。

2．午餐可以喝一杯蜂蜜薄荷茶，吃一汤匙蜂蜜。薄荷性凉，味辛，含有薄荷醇、薄荷脑、薄荷酮、薄荷脂、柠檬烯等成分，具有疏风散热、解毒等功效。蜂蜜薄荷茶能够促进胃肠蠕动，有促进消化的作用。

3．下午如果感觉饥饿，可以再补充一杯蜂蜜糖水。

4．晚餐可以喝一杯蜂蜜红茶，再吃一汤匙蜂蜜。蜂蜜红茶有养肺暖胃、润肠通便的功效，能有效改善便秘、脾胃不和等症状。另外，蜂蜜红茶中含有的咖啡因有兴奋血管系统和心脏的作用，能够使血液循环和新陈代谢的速度加快，有助于人体发汗和排尿，既帮助人体排毒，也帮助消除疲劳。

5．严格地说，在断食期间，除了饮用蜂蜜或者加了蜂蜜的花草茶、红茶和绿茶，不建议食用其他食物。但是对于初次断食或者对断食还不能适应的人士，可以佐以少量杂粮饼干或者全麦面包。

6．蜂蜜断食法以1～3天为宜，最多不超过3天。

Tips：蜂蜜不能用开水冲。

第十三节 豆浆断食法

豆浆被誉为“植物牛奶”，不仅营养丰富，还能防治气喘、高血压、高血脂、动脉硬化等疾病。豆浆制作起来也很方便，作为断食方法，省钱又省事儿。且豆浆口味很多，一定能满足不同口味人群的需求。

没有断食经验的，也可以把它当做日常饮品，温和、安全还易于接受。

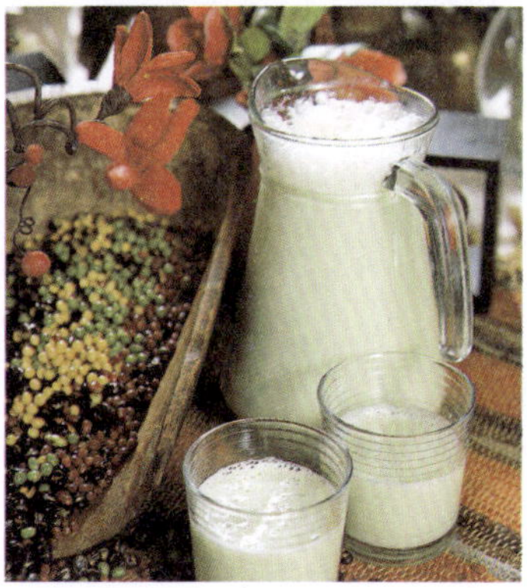

功效

豆浆断食法有防治气喘、高血压、高血脂、动脉硬化等疾病，提高睡眠质量，改善失眠，有效降低胆固醇，丰胸，改善更年期症状的作用。

断食期

断食期，可以将豆浆与蔬菜水果汁混合调兑在一起饮用。

果汁豆浆

原料： 胡萝卜块适量，250克菠菜，2片大白菜叶，半根香蕉，少许柠檬汁及250毫升牛奶豆浆。

做法： 先把洗干净的胡萝卜块、菠菜、大白菜叶和香蕉一起放进料理机中搅打均匀，然后加入柠檬汁，再倒入牛奶豆浆打匀即可。

注意事项： 制作这款豆浆时，蔬菜和水果可以根据季节和个人的喜好随机搭配，尝试不同的口味。

黑豆浆

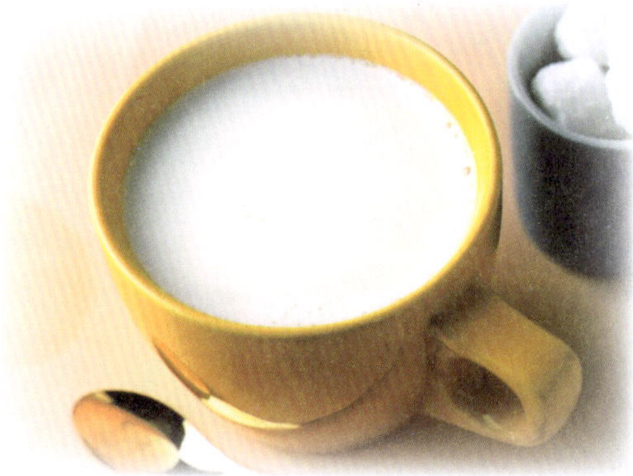

原料： 250毫升豆浆，1小包黑豆粉，1茶匙黑芝麻面。

做法： 把豆浆、黑豆粉、黑芝麻面一起倒入干净容器中搅匀即可。

注意事项： 黑豆粉可以在超市中购买到。黑芝麻面既可以购买现成的，也可以自己将黑芝麻炒熟后碾磨成粉。

消除水肿豆浆

原料：1杯半豆浆，半杯番茄汁，1勺蜂蜜。

做法：将所有材料混合拌匀即可。

功效：豆浆中的皂苷具有利尿作用，蜂蜜含钾，可排出身体多余水分，消除身体水肿。

解除便秘豆浆

原料：1杯半豆浆，1个猕猴桃，半根香蕉。

做法：将猕猴桃和香蕉去皮切块，和豆浆一同放入搅拌机中拌匀即可。

功效：豆浆内含有的寡糖具有增进肠道内良性菌繁殖的作用；猕猴桃中的膳食纤维则可以促进肠道蠕动；香蕉促消化作用显著。三者结合起来，能有效地治疗便秘。

预防骨质增生豆浆

原料：2杯豆浆，2勺熟黄豆粉，1勺蜂蜜。

做法：将所有材料混合拌匀即可。

功效：大豆所含营养成分能有效地预防骨质增生。

促进血液循环豆浆

原料：1杯豆浆，200克白兰瓜，少量薄荷，1勺蜂蜜。

做法：白兰瓜去皮切块，然后将所有原料放入搅拌机中搅拌即可。

功效：白兰瓜能有效阻止血栓的形成，加上豆浆能够降低胆固醇，结合起来，能有效促进血液循环。

第十四节 生姜红茶断食法

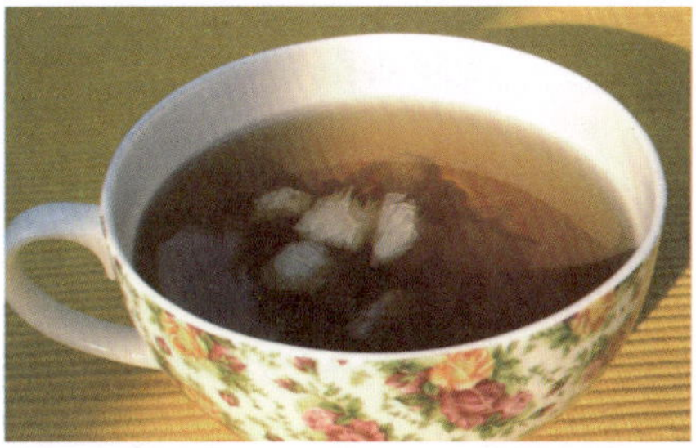

生姜红茶断食法就是在断食期间以生姜红茶替代正餐。生姜红茶中的蜂蜜具有促进排泄的作用，能够把人体之前一直囤积在体内的废物排掉；再者，生姜和红茶都具有暖身效果，能够增强人体代谢，促进脂肪燃烧。而且生姜红茶的味道也不错。

功效

生姜红茶具有舒张血管、养护肠胃、消炎杀菌、利尿解毒、提神醒脑、去病抗癌、延缓衰老的功效。

红茶中含有丰富的抗氧化剂，能清除人体中的自由基，抑制癌细胞的生长；其所含的多酚类物质，对人体骨细胞具有保护作用。另外，红茶是一种发酵茶，其所含的茶多酚在氧化酶的作用下发生反应，含量减少，对胃部的刺激性减小，不仅不会伤胃，还能养胃，保护胃黏膜，有助于缓解胃部炎症和胃溃疡等症状。红茶中的茶多碱能够吸附人体内的重金属和生物碱，并促使重金属和生物碱沉淀及分解，有解毒效果。红茶还利尿，帮助排出体内的乳酸、尿酸、过多的钠盐及有害物质，有助于缓解心脏疾病或肾炎造成的水肿症状。另外，红茶还有助于兴奋神经，增强记忆力，消除疲劳。

生姜性温，味辛，含有蛋白质、脂肪、膳食纤维、糖类、胡萝卜素、B族维生素、维生素C、钾、钠、钙、镁、铁、锰、锌、硒等成分，具有开胃止呕、发汗解表等功效。生姜中所含的“姜辣素”能够刺激人体胃肠黏膜，使胃肠道充血，增强消化能力，对于受寒引起的腹胀、腹痛、腹泻、呕吐等症状具有良好的调理作用。

断食期

1. 制作生姜红茶时，原料可用10克红茶，一块去皮的生姜及适量蜂蜜；切成细丝，与红茶一起放进杯中，用沸水冲泡，待水稍温后再加入蜂蜜调匀饮用。

2. 断食第一天，早、中、晚三餐可以正常饮食，但是在晚饭后不能吃任何东西，可以喝蜂蜜水。另外要吃得清淡些，最好禁食荤菜。

3. 断食第二天，早餐吃蒸熟的胡萝卜，饮用400毫升生姜红茶；午餐与早餐一样；晚餐喝一碗清淡的杂粮粥。

4. 断食第三天，早餐喝400毫升生姜红茶，午餐和晚餐都吃一碗杂粮粥。

5. 断食第四天，早餐喝生姜红茶，午餐和晚餐可以正常饮食。

6. 为了保证营养充足，断食期间也可以适当增加蔬菜的摄入。

第十五节 黑咖啡断食法

黑咖啡断食法就是在断食期间，以黑咖啡为主要饮品，辅助断食。黑咖啡历来被称为“健康使者”，因为它具有促使人体脂肪分解和血液循环、改善人体心血管系统、利尿等作用，对于女性，它还有助于美容养颜。所以，这种断食法深受女性欢迎。而且，在高温烹煮咖啡的过程中，还会产生一种抗氧化物，能够帮助人体防癌、抗衰老，有效防治心血管疾病，所以男女老少皆宜。更重要的是，它的口味醇香，让人易于接受。

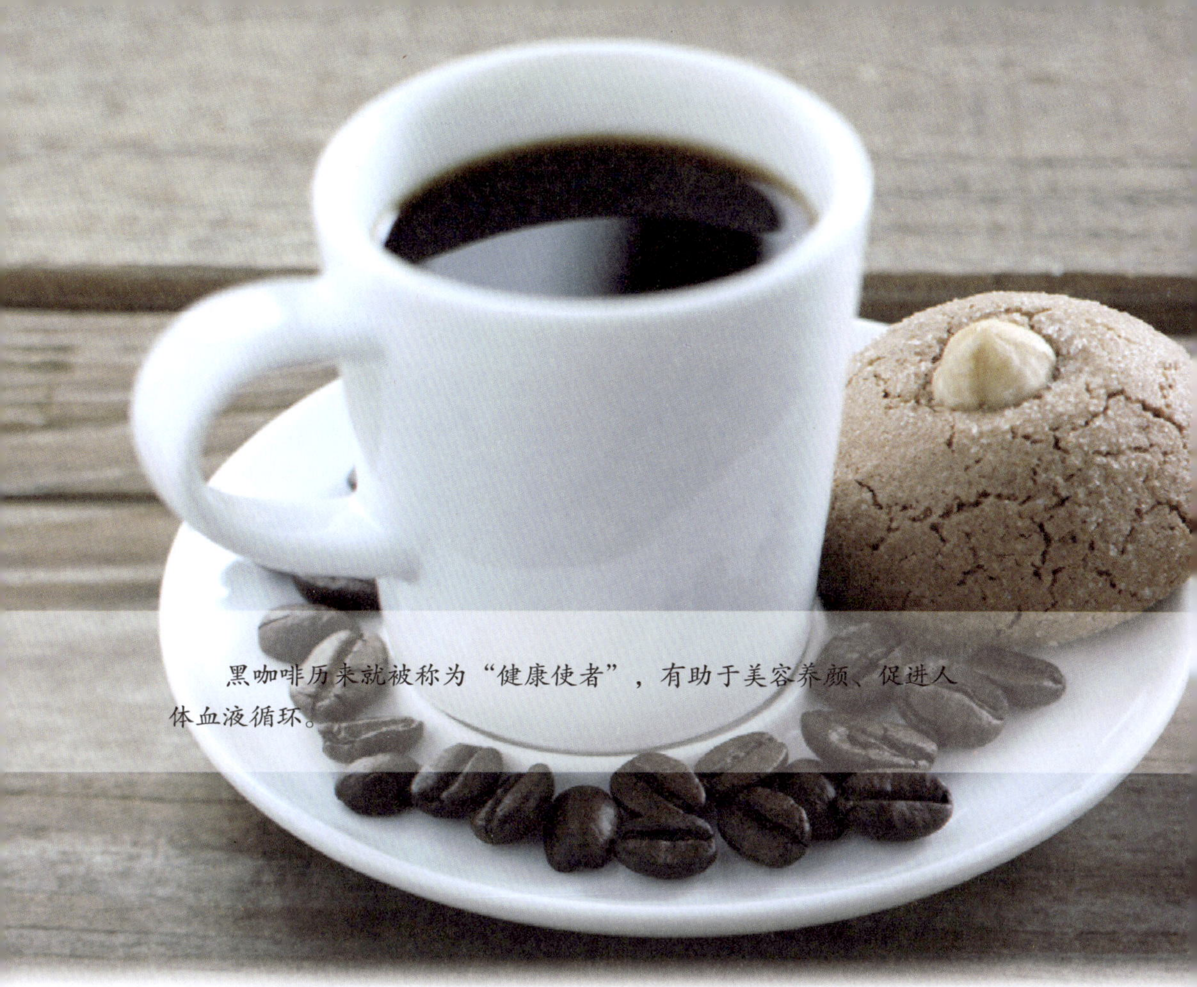
黑咖啡历来就被称为“健康使者”，有助于美容养颜、促进人体血液循环。

功效

黑咖啡断食法能够有效促使人体脂肪分解，促进人体血液循环，改善人体心血管系统，并有利尿作用；有助于美容养颜、防癌、抗衰老；能够刺激人体中枢神经，改善注意力和思维能力，使头脑变得清醒；能够促使肌肉自由收缩，提高人体运动功能；能够刺激胃肠分泌胃酸，促进肠道蠕动，增强消化功能，防止胃下垂。

断食期

1. 采用咖啡断食法，首先要判断自己是否耐受咖啡因的刺激，然后循序渐进地增加咖啡的量。

2．断食期间，早餐可以在热的黑咖啡中兑入适量牛奶。牛奶不仅能改善黑咖啡的口感，更可以产生饱腹感。

3．肠胃不好的断食者在饮用咖啡时，可以搭配吃一些杂粮饼干或面包。

4．吃完早餐后可以适当运动，如做简单的体操或者散步；午餐可以在适量进食后喝一杯不加糖的黑咖啡，不建议空腹饮用咖啡；晚餐后可以喝一小杯咖啡，再配合做适量运动。

5．断食期间，饮用黑咖啡尽量不要加糖，因为糖会使黑咖啡燃烧脂肪的效果减弱。

6．最好喝热咖啡，不建议饮用冰咖啡，因为热咖啡能帮助人体更快地消耗热量。

7．饮用咖啡后30～40分钟，人体血液中的脂肪酸浓度会增加，此时可以辅以适量运动，如快走、爬楼梯、原地收腹或踮脚等，能将体内的脂肪酸转变成热量，提高脂肪的燃烧效率。

8．断食期间，还可以用煮过的咖啡渣按摩面部皮肤和小腹、大腿、腰臀等部位，不仅有紧肤美容的效果，还能促进脂肪分解。

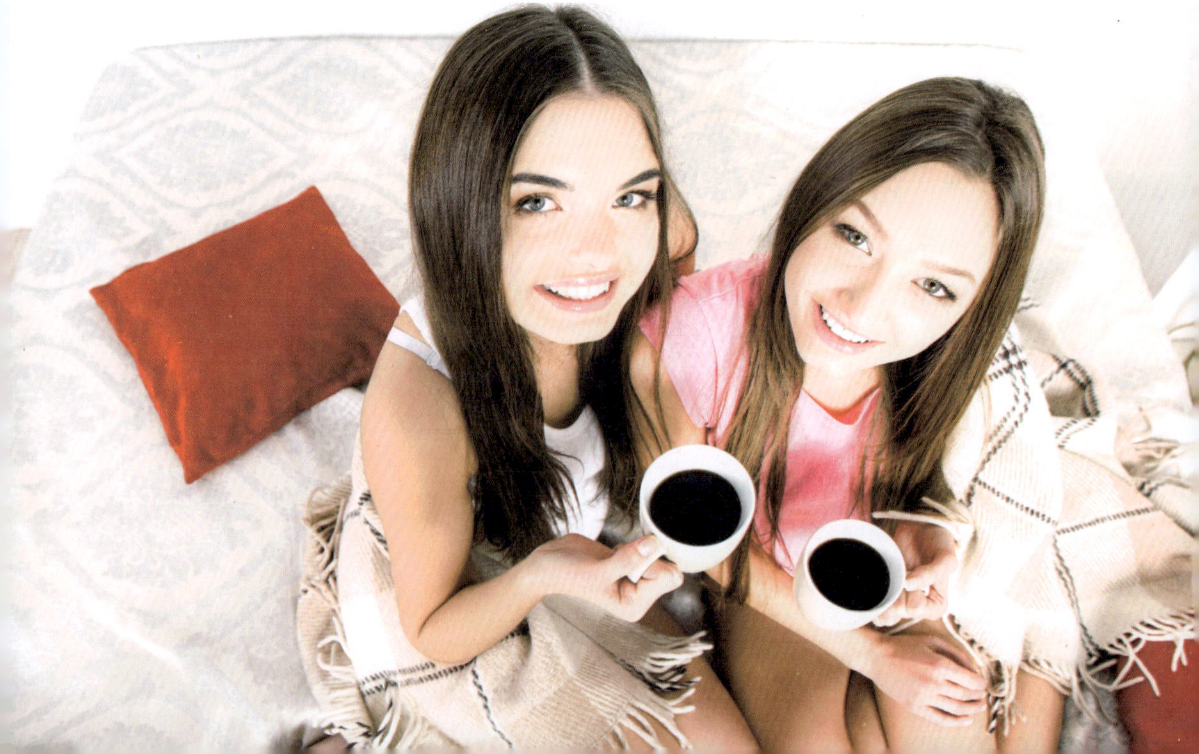

第六章

5：2轻断食法

第一节 初识5：2轻断食法

5：2轻断食法是一种营养均衡的断食法，设计得宜，可以重塑你的饮食习惯，让你减下最多的体重，保留可燃烧热量的肌肉并带来更多健康效益。5：2轻断食法中，轻断食那两天仅能食用蛋白质、健康的脂肪食物及蔬菜、水果。至于其他无需轻断食的五天，你则要采取均衡的地中海式饮食。而且对于某些轻断食者来说，它的长期效果比实行标准的每日限制热量的轻断食法更好。

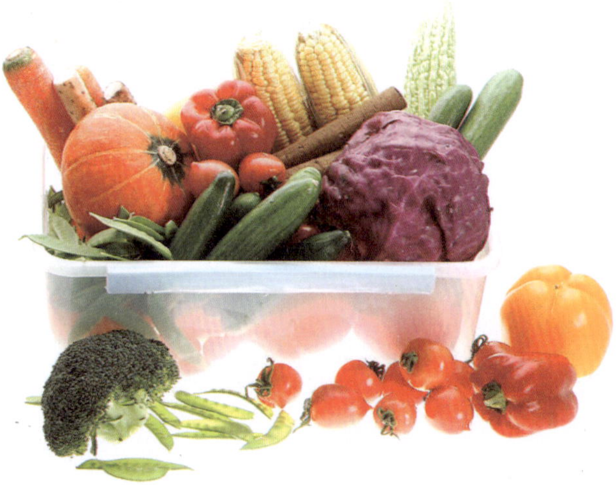

轻断食原本就是经过优化的断食法，在断食日允许女性摄取2100千焦、男性2520千焦能量，可让断食舒服一点，最重要的是容易长期执行。尽管今天拒吃巧克力，明天就能解禁。这正是轻断食的乐趣，也是轻断食与众不同的地方。轻断食的几星期内，BMI、体脂率、腰围都会下降，净肌肉量会提高，胆固醇、血糖、IGF-1浓度会改善。还可调节你的食欲，协助你减轻体重。这些好处短时间内就会显现，通常在断食的第一周就能看出效果。

第二节　5：2轻断食法的准备

何时开始轻断食

如果你不是不适合断食的人（如孕妇、儿童及某些病患），现在就可以开始断食。你可能想听听医生的建议；你可能决定预先准备，说服自己戒除饮食过量的习惯，清空冰箱，吃掉罐子里的最后一片饼干。或者，你可能想立刻开始，等着在几周内看到明显的成果。尽管如此，请在你感觉身体强健、目标坚定、冷静、有决心的日子展开轻断食。大方地告诉亲朋好友你开始轻断食了，一旦如此，便比较容易贯彻始终。轻断食要避开节庆及度假期间，别挑必须得出席豪华晚餐的日子，省得对着各种美食干瞪眼。也请记住，忙碌的一天能让断食日飞逝，慵懒的日子则往往会让时间以龟速前进。

当你在深思熟虑后决定了第一个断食日，马上做好心理准备。在进行断食前，先要记下你的体重、BMI、目标体重，等着看到自己的进展。要知道，老实记录饮食内容的人，比较容易减轻体重且不反弹。然后……深呼吸，放轻松，耸耸肩膀更好。这没什么大不了的，除了体重会下降，你没有任何损失。

轻断食有多难

假如你很久没有尝到饥饿的滋味，你大概会觉得一天只摄取2100千焦或2520千焦以内的食物有点困难，至少一开始时不太容易。但是，轻断食值得坚持。习惯之后，就会越来越容易，尤其是在镜子里变苗条的自己及体重计上下降的数字之后。第一个断食日应该很快便会结束，对断食的新鲜感也有助于提升你的意志力。你的任务是贯彻到底。谨记尽管今天拒吃巧克力，明天就能统统解禁。这正是轻断食的乐趣，也是其与众不同的地方。

如何战胜饥饿感

不用担心偶尔出现的饥饿感，那与你的基本健康状态无害。身体天生可以应付长时间不进食，即使你因为长年累月的吃吃喝喝而致使挨饿的能力降低，挨饿也不会有大碍。研究发现，现代人往往将许多种类的情绪误认为饥饿。无聊时吃，口渴时吃，寂寞时吃，或单纯因为时钟说我们该吃饭了而吃。大部分人也因为进食很愉快而吃。虽然断食日必须克制食欲，但你可以安慰自己，只要坚持一天而已，第二天便能向食物的诱惑低头。

一些外来刺激会让我们相信自己饿了：感到被剥夺、胆怯、失望，生气、悲伤、快乐、没有特别情绪；看到广告、社交场合、感官刺激、奖赏、习惯、闻到现煮咖啡或烤面包的味道，或闻到路边馆子里正在煮肉肠的味道……现在要知道，这些刺激的主要目的是让你掏出钱包消费。如果你仍然在消化上一顿的餐点，你体验到的感觉便极不可能是真正的饥饿（从摄取食物后到排出体外的时间可能长达两天，视性别、新陈代谢、食物种类而定）。

饥饿感可能来势汹汹，就像一把把锐利的刀子，但实际上饥饿感可能比你想象中更有弹性，容易驾驭。在断食日当天，等到你觉得饿得难受的时候，应该已经过了大半天了。不仅如此，饥饿感也会消退。断食者说他们感觉到的饥饿是一波一波的，肚子会咕咕叫个不停。可以将它看作一种另类的交响曲，而不是节节上升的真实恐惧。

要记住，饥饿感不是每时每刻的，因此任何时刻都不要觉得自己困在饥饿感中。只要静心等待，你绝对有能力克服饥饿感。要坚信自己能驾驭那种感觉，选择做点不一样的事：去散步、打电话和朋友聊天、喝茶、洗澡兼唱歌……尝试轻断食的人在执行几个星期后，多半都说饥饿的感觉减弱了。

不论是轻断食或任何断食，最难的都是最初的几周，因为身体和心灵必须适应新的习惯、新的饮食方式。大部分人很快就能够适应。事实上，很多跟我们联络过的人都说那出乎意料的简单。

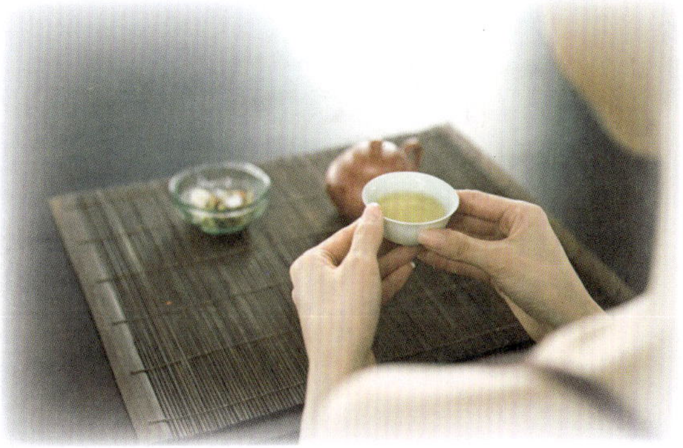

与丈夫一起轻断食已经好一阵子的金柏莉说："我很惊讶自己在断食日的体力竟然那么好。断食不会很难，但确实有点挑战性。我做过慧优体[①]的减肥计划，相比之下轻断食真的简单多了。很多朋友都兴致勃勃地关注我们夫妻的轻断食成效。目前为止，我觉得小腹变小了。还有我老公的血压，收缩压跟舒张压都降了不少。"

重点是采用适合自己的做法。例如，大卫写道："我发现即使只吃一点点早餐，也会一整天有饥饿感，所以我会等晚一点才用餐。面对断食日，一定要做好心理准备。"

因此，鼓起勇气吧。在断食日，好好克制自己，找点事情让自己分心。要不了多久，大脑就能重新设定完毕，将饥饿感取消掉。

① 慧优体，是来自美国的体重管理品牌，倡导不吃药、不打针、不借助外力，通过科学、健康、有效、可持续的方法成功达成减肥目标。

第三节 选择5：2轻断食法

轻断食的特色，是你不必为了减肥不反弹而一直断食。轻断食不像曾经令你失望的剥夺式饮食，在这种断食法每天都不一样。轻断食更容易执行。明天早餐也许可以喝粥，或跟朋友共进午餐，晚餐炒几个热菜。这种断断续续的饮食方式是关键。这表示虽然断食日摄取的热量是平时的四分之一，但明天就可以大快朵颐。每次禁食都只是短暂告别食物，这便令人感到无限安慰。

不断食的日子，就别想着断食了。轻断食不是你的主人，也不能定义你是怎样的人。你大部分时日甚至不用断食。这跟必须永久执行的流行减肥法不一样，你仍然可以享受饮食的乐趣，你仍然可以参与日常生活中涉及饮食的例行活动。没有特制的低脂食品，没有额外的禁令，也没有复杂的规则，更没有故弄玄虚或稀奇古怪的做法。不用随时随地都说“不行，我在减肥，我不能吃”。因此，你不会觉得生活乐趣被严重剥夺。曾经尝试长期节食减肥的人就知道，因为被剥夺饮食乐趣而无法坚持，这正是传统减肥法失败的原因。

轻断食成功的关键在于，通过自己的耐心及意志力，坚持到你可以吃到明天的早餐。轻断食的人常常说他们“非断食日”的食物美味无比。如果你经常觉得食之无味，情况即将改变，没有比迟来的满足更能增加食物风味的了。

减肥不费吹灰之力

加州大学洛杉矶分校的心理学家在2007年分析了31项长期的饮食研究，他们的结论是，“多项研究指出，节食总是预示了未来的增重……我们想知道长期节食可有效减肥的证据何在，结果发现证据显示节食会造成反效果。”他们的分析发现，尽管节食者在节食的最初几个月确实能减轻体重，但绝大部分人在五年内会反弹，“至少三分之一的人比节食之前更重”。减肥的标准做法显然行不通。

因此，为了有效减肥，做法一定要合理、持久、有弹性，能够长期实行。因此，你设定的目标要合理，做法要务实，尽量能够融入目前的生活。它得跟着你去度假，拜访朋友，度过在办公室里无聊的一天，应付节假日。减肥计划要可行，做法就必须宽容，要成为天生自然的一部分。不能强制执行，勉强你遵守。

轻断食仍然在研究之中，但试过的人则提到很容易便能融入日常生活。他们的菜式照样有变化（试过只吃水果或蔬菜汁减肥的人，就知道菜式变化有多重要）。轻断食的人仍然可以从食物中得到满足，他们的生活仍然精彩，没有拼命节食，没有自我鞭笞。减肥不费吹灰之力。

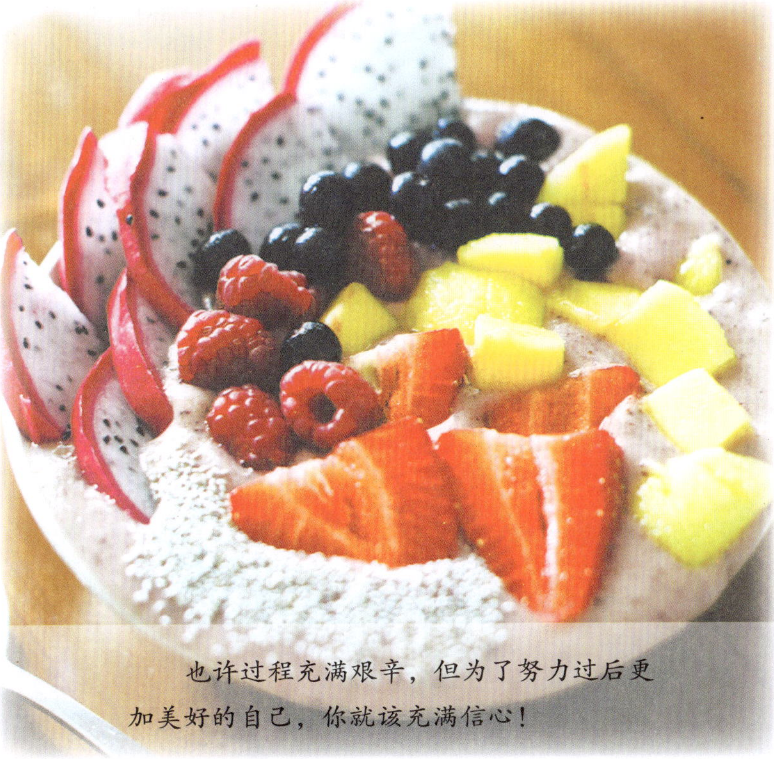

也许过程充满艰辛，但为了努力过后更加美好的自己，你就该充满信心！

弹性是成功的关键

每个人的身体条件不同。因此，依据个人的需求、日常作息、家庭、决心、喜好来打造自己的轻断食计划，才会真正有效果。每个人的生活都独一无二，没有哪一份减肥计划能够适用于所有人。所以，本书没有绝对的命令，只有建议。

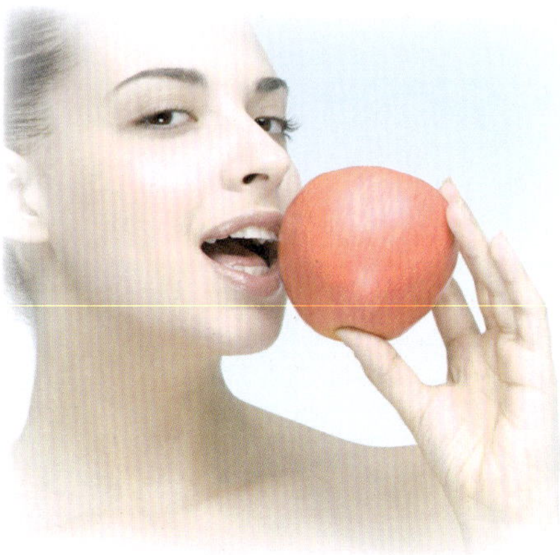

你自己决定要在哪一天进行怎样的断食。也许你偏爱进食一次或两次，一早就吃或一天结束时才吃；也许你喜欢卷心菜，或胡萝卜，或草莓；也许你会情愿别人告诉你该在几点吃些什么，也许你喜欢率性而为。这些都无妨。只要恪守基本的原则，一天摄取2100千焦或2520千焦的热量就可以。禁食的时间越长越好，一周执行2天，如此便能得到这个减肥计划的诸多益处。当轻断食已成为习惯，便不再需要经常计算热量，你会知道断食的日子该怎么做，也清楚怎么做最适合自己。

减肥成功之后

一旦减到了目标体重，或即将达成目标（留下弹性的空间），就可以开启保养模式。这是调整过的轻断食，更加宽松，一星期只断食一天，以维持你理想的体重，同时享受偶尔断食的健康效益。当然，假如你选择一周断食一天，长期来说，健康效益或许不如断食两天，但断食一天确实更令人舒适。

第四节 5：2轻断食法的成效

轻断食的第一个效果当然是减肥：有几周会减得较多，有几周较少，有几周则陷在停滞期。每个断食日可以减重约0.5千克。当然，这些不完全是脂肪，有的是水分，有的是你体内已消化的食物。虽如此，十周应该可以减少约4.5千克的脂肪，胜过典型的低热量饮食。关键是，可以长期不反弹。比减肥更重要的是，你将得到巨大的健康回报。

体检报告日益完美

轻断食几星期，BMI、体脂率、腰围都会下降，净肌肉量会提高，胆固醇、血糖、IGF-1浓度会改善。这是健康长寿之道。你已经改变了尚未成定局的未来。现在，当你照镜子的时候，会发现自己已变瘦、变轻盈。

几周后，你会渐渐发现间歇式断食也有很多附属效果。除了显著减轻体重，以及奠定未来根基的健康效益，还会有一些细微的健康福利。

饮食习惯变得健康

你的饮食喜好会改变。断食后不久，你会在不经意间发现，自己常会自然选择健康的食物。你开始能够了解饥饿，驾驭饥饿，懂得怎样才是真正的饥饿。你也能体会到什么是舒服的满足感——满足，但没有吃撑，重点是不再会暴食到“醉”。你的消化功能会变好，整个人更有活力。

轻断食六个月后，你的饮食习惯应该会出现有趣的转变。你可能发现摄取的肉类比以前少了一半，自己会自然的摄取更多的蔬菜。这不是蓄意的行动，而是在顺应身体的渴望。很多实行轻断食的人会本能地不爱吃面包（连带舍弃了奶油），不易消化的垃圾食物、零食和精制甜点也不再如以往诱人。

当然，用不着刻意做这些事。迟早有一天，你拒吃奶酪蛋糕的原因将变成你主观上不想吃，而不是你在努力抗拒美食。这是轻断食的根本力量：鼓励你重新检视自己的饮食。这就是你在健康大道上的长期回报。

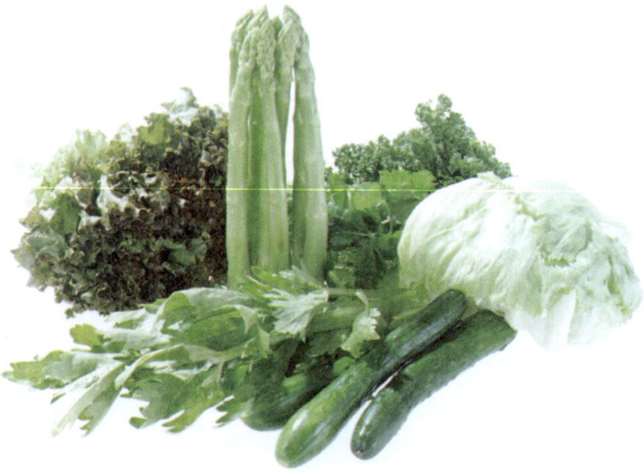

心·智得到自我改善

轻断食，会开始让你甩掉不好的饮食习惯。如果你持续有意识地执行轻断食饮食方案，你会发现很多出人意料的变化。例如，你可能发现，你原以为堆在盘子里的食物就是身体需要的分量，也是你真心想吃的分量，后来才知道原来之前的饮食是过量的。原来香甜的蛋糕现在在你眼中变成了肥腻又湿润的玩意儿。大包薯片看起来实在分量多得荒谬。你的咖啡可能从特大杯改成大杯，再变成只想喝半杯，不加糖，也不加奶精。

不久，你会认识到自己饮食的真实状态，以及以前你都用了什么无言的谎话欺骗了自己。这是重新校正的过程，你改造了自己的心智。偶尔断食可以锻炼“节制饮食”之道，这是最终极的目标。这些全都是扭转行为的漫长过程，到最后，轻断食将不再是饮食法也不再是节食法，而是正常的生活方式。

一段时间后，你会养成新的饮食习惯，变得深思熟虑、思维合理、行为负责，而你甚至不会察觉到自己在这样做。

轻断食的人也提到他们精力更充沛，身心愉悦的感觉也有所提升。有些人提到内心出现“光彩”，或许是因为在自我控制的战场打了胜仗，或是因为衣服尺寸变小与别人的赞美，或是因为跟情绪有关的新陈代谢。目前确切的原因仍然不明，但不管是什么，反正结果很美妙。正如一位断食爱好者所说：“整体而言，轻断食应该是正确的选择，就像整个身体按下了重新启动键。”

更细腻的变化是，很多轻断食人士觉得断食日的生活不必绕着食物打转，颇有如释重负的感觉。拥抱这种生活吧，这种生活是自由的，只要你愿意让那份自由成真。你可能发现自己开始期待断食的日子：这是重振身体、暂停进食的休养生息时间。

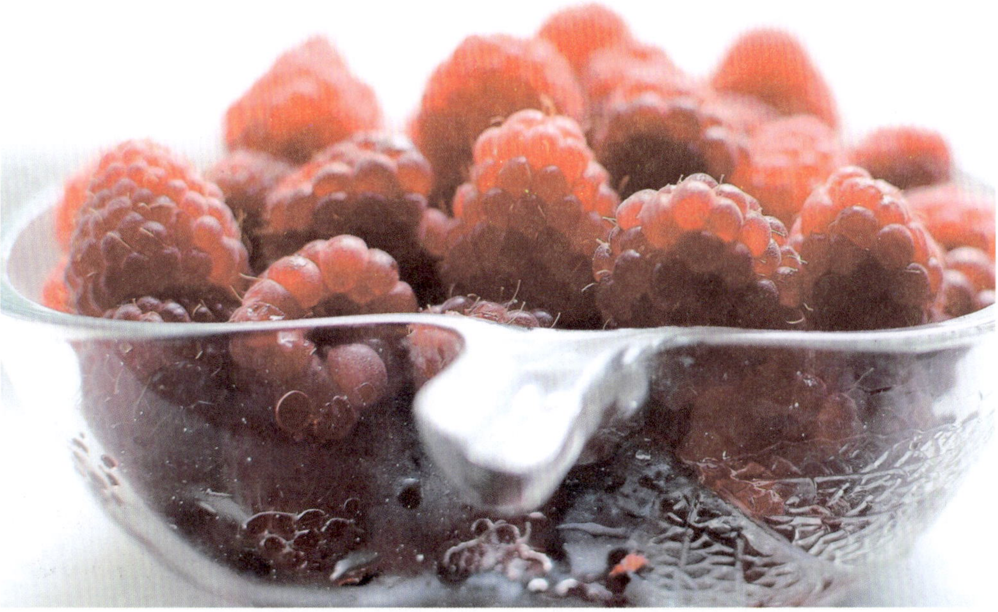

第五节 提前适应轻断食饮食法

以下餐饮规划建议会带领你度过采用“5：2轻断食法”的前几周，一直到养成5：2轻断食法的饮食模式为止。我们会提供四周的轻断食日餐饮建议，并假设这两天为周一与周二，因为大多数参加5：2轻断食法的受试者都选这两天进行轻断食。当然，如果其他日子比较适合你，也可以替换。尽量把每周轻断食日订为相同的两天，好让5：2轻断食法变成一种习惯。

用最适合你的方式来实行这种断食方法。有些轻断食者发现，合适的方法，可以帮助他们将这种断食方法作为日常生活习惯，在刚开始实行5：2轻断食法时尤其如此。至于想要更多饮食自由度的人，这种断食方法是一个很好的起点，你可以混合与搭配不同的餐饮方式。餐饮规划中并未包括饮料部分，但每天补充两升的水分是非常必要的。另外，每天的餐点都需要包含两份乳制品，如果其中一份乳制品是牛奶，你可以在一天当中任何时候喝。

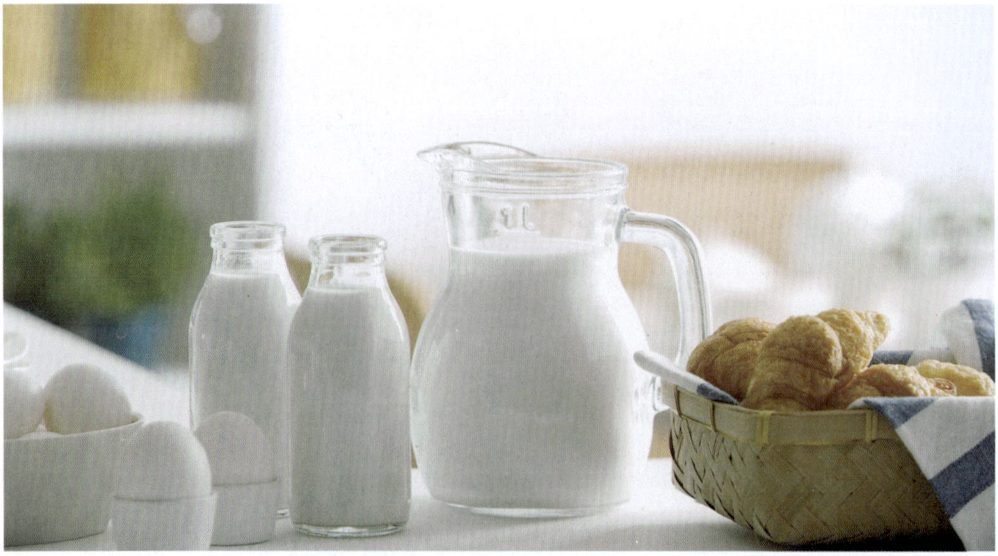

第一周

餐别	星期一	星期二	星期三	星期四	星期五	星期六	星期日
早餐	烤培根与番茄	菠菜配水煮蛋	水果干麦片粥	小麦或燕麦加牛奶	燕麦片加牛奶	全麦土司涂橄榄抹酱	经典什锦果
上午茶							一把坚果
午餐	白花椰菜汤	法式蔬菜沙拉搭配低脂鹰嘴豆泥酱	鱿鱼综合豆类、沙拉、酸奶	甜菜根与羊奶奶酪沙拉	柠檬风味菠菜扁豆汤搭配低脂全麦面包	全麦低脂奶油乳酪夹心饼干	裸麦土司抹上低脂涂酱
午后点心	一片蜜瓜	一把开心果	苹果	一把无盐坚果	苹果	苹果	一杯蔬菜汁
晚餐	水蒸青花菜	荷兰豆或鸡肉草莓	烤鸡配小麦片、3份水蒸蔬菜	酱汁牛肉配全面面条以及大份综合沙拉	烤沙丁鱼搭配小马铃薯加两份水蒸 蔬菜	鸡肉法式大份综合沙拉	茄子咖喱搭配米饭和印 度酸奶酱
宵夜	一小把杏仁		橄榄		法式蔬菜沙拉		小柑橘，一小杯牛奶

第二周

餐别	星期一	星期二	星期三	星期四	星期五	星期六	星期日
早餐	辣味炒蛋	木瓜加黄金亚麻籽冰沙	麦麸片加牛奶	杂粮吐司抹花生酱	燕麦片加牛奶	熏鲱鱼配全麦土司加抹酱	水果干麦粥
上午茶			葡萄		脱脂奶酪		西洋梨
午餐	开胃熏鱼沙拉	青菜豆腐汤	奶油蘑菇汤，配火腿、沙拉与全麦小餐包	白豆沙拉加水煮蛋，配全麦低脂奶油乳酪 饼干	杂粮土司配低脂抹酱，一杯蔬菜汁	希腊式沙拉配杂粮面包	西葫芦汤配番茄沙拉，加鸡肉沙拉三明治
午后点心	一片奶酪	一把坚果	两个橘子		小苹果	一把无盐综合坚果	
晚餐	香辣棒棒腿，配蔬菜沙拉	西洋菜香酱白鱼，配两份水蒸蔬菜	鲜虾配豆子、番茄与百里香，糙米与综合绿沙拉	香草酸奶酱，红洋葱烤羊肉串烧，配土豆与大份综合沙拉	西葫芦蛋饼，配烤土豆，与一大份豆子沙拉及酸奶冰淇淋	鸡肉塔吉锅配北非小米水果与酸奶	低脂哈鲁米、羊奶奶酪，配烤土豆与绿色沙拉
宵夜	一把开心果	樱桃番茄	葡萄				酸奶

第三周

餐别	星期一	星期二	星期三	星期四	星期五	星期六	星期日
早餐	菠菜配水煮蛋	烤培根与李形番茄，配橄榄油炒蘑菇，加奶的咖啡	麦麸片加综合豆子与牛奶	炒蛋与罐头李形番茄配裸麦土司，一杯牛奶	水果配牛奶	杂粮土司涂橄榄酱，配橄榄油炒蘑菇，烤番茄与一个水煮蛋	麦麸片搭配碎坚果，牛奶
上午茶				西洋梨		李子	
午餐	鸡汤，一把无盐坚果	用罐头鱿鱼和橄榄油沙拉酱制成的鱿鱼沙拉	烤红椒汤，搭配杂粮面包与鹰嘴低脂豆泥酱	用罐头鱿鱼和杂粮面包制成的三明治	沙拉配低脂鹰嘴豆泥酱	烤土豆、烤豆子配研磨低脂奶酪	土豆沙拉
午后点心	自制综合梅果沙拉		酸奶		苹果，一把开心果	一杯蔬菜汁	沙拉酱配胡萝卜条
晚餐	羊排配小菜	快煮白花椰菜与秋葵咖喱，配酸奶与草莓酱	砂锅鸡配3份水蒸蔬菜与小麦片	红椒，西葫芦与蘑菇千层面，搭配沙拉配菜	豆子、青椒配糙米	整条玉米，黑胡椒鱿鱼排，配两份水蒸蔬菜	牛肉炒洋葱与小黄瓜，配全麦水煮面条
宵夜	一片烟熏奶酪	一把无盐坚果		葡萄			杏仁

第四周

餐别	星期一	星期二	星期三	星期四	星期五	星期六	星期日
早餐	烤鲱鱼配烤番茄	酸奶配黑莓，加肉桂烘炒过的腰果	水果、干麦片粥	小麦或燕麦加牛奶	麦麸片加牛奶，一杯梨汁	杂粮土司涂花生酱	经典什锦果麦
上午茶				西洋梨		一杯牛奶	桃子
午餐	小黄瓜冷汤，一片低脂奶酪，一片烟熏奶酪	火腿奶酪沙拉，一把胡桃	烤鸡胸肉沙拉，配燕麦饼干与低脂奶油奶酪	奶油蘑菇浓汤，配裸麦脆饼，低脂鹰嘴豆泥酱	西葫芦汤配番茄沙拉，用杂粮面包制作鸡肉三明治	烤豆子搭配鱿鱼，加低脂蛋黄酱，配绿色沙拉	烤豆子配杂粮土司，加研磨低脂奶酪
午后点心	一把开心果	水煮蛋与樱桃番茄	一杯蔬菜汁			黄瓜酸奶酱，配小黄瓜与红椒沙拉	一杯蔬菜汁
晚餐	煎火鸡排，配蒜味菠菜，一片蜜瓜	鲜虾蔬菜串烧	两份水煮蔬菜，一大份综合沙拉	辣椒内填瘦肉与红腰果，配糙米、少量酸奶与番茄黄瓜沙拉	烤鸡配带皮煮的土豆，两份水蒸蔬菜、水果与不含脂肪的鲜奶酪	茄子咖喱米饭加芒果口味印度酸奶酱	熏鱼饼配综合沙拉
宵夜			两个蜜橘	一把无盐花生		香蕉	

素食者第一周

餐别	星期一	星期二	星期三	星期四	星期五	星期六	星期日
早餐	水煮蛋配李形番茄	蔬菜配水煮蛋	小麦或燕麦加牛奶与水果	水果干麦片粥	杂粮土司涂橄榄酱，配烤素香肠、烤番茄，橄榄油炒蘑菇，一杯橙汁	经典什锦果麦	全麦土司涂橄榄酱，低糖果酱
上午茶	辣炒豆干丝		一把开心果				
午餐	白花椰菜汤	蔬菜沙拉配低脂鹰嘴豆泥酱，低脂奶油奶酪	西葫芦汤配燕麦饼干，低脂鹰嘴豆泥酱	裸麦饼干配低脂奶油奶酪，配橄榄油与豆类沙拉	菠菜扁豆汤，配燕麦饼干或一片橄榄酱全麦面包	裸麦土司涂低脂抹酱，配烤豆子	水煮蛋加通心粉沙拉，青葱加橄榄油沙拉酱
午后点心	一杯牛奶	一把无盐坚果	苹果	一杯蔬菜汁	酸奶	低脂鹰嘴豆泥酱，配小黄瓜蔬菜沙拉	
晚餐	中式炒蔬菜配豆腐和腰果，煮过的大黄配没有脂肪的酸奶	炖豆子、草莓和酸奶	辣酱豆腐通心面，配两份水蒸蔬菜、酸奶	经典汉堡，配小土豆与两份水蒸蔬菜	全麦比萨饼，番茄泥，橄榄油和大蒜，蔬菜，淋上奶酪，搭配沙拉	甜菜根与羊奶奶酪沙拉，土豆、鸡蛋，切片蜜橘	茄子咖喱搭配鹰嘴豆、米饭和芒果口味酸奶酱
宵夜	一把无盐花生	水煮蛋	橄榄		桃子	一把坚果	

素食者第二周

餐别	星期一	星期二	星期三	星期四	星期五	星期六	星期日
早餐	半颗葡萄柚，辣味炒蛋	木瓜加黄金亚麻籽冰沙	麦麸片加牛奶	杂粮土司涂花生酱	小麦或燕麦牛奶，果汁	全麦土司配水煮蛋	蜂蜜水果干麦片粥
上午茶	一片奶酪	水煮蛋			脱脂奶酪		李子
午餐	薄荷、羊奶奶酪和黄豆沙拉	中式青菜豆腐汤	奶油蘑菇汤，配全麦夹心饼干、低脂鹰嘴豆泥酱	白豆沙拉加水煮蛋，燕麦饼干与低脂奶酪	西葫芦汤配番茄沙拉，燕麦饼干与低脂鹰嘴豆泥	希腊式沙拉配杂粮面包	波士顿豆子配烤土豆
午后点心	一把坚果		西洋梨	樱桃番茄	香蕉		低脂奶油奶酪配小黄瓜条
晚餐	辣味豆腐串烧配白菜荷兰豆沙拉	酸奶白花椰菜与蘑菇咖喱	豆子与青椒，配绿色沙拉水果酸奶	青椒配芝麻菜与印度酸奶酱，沙拉配坚果	烤豆子与蔬菜，鲜虾配豆子、番茄与百里香	西葫芦蛋饼，配烤土豆，一大份综合豆子沙拉	豌豆意式麦饭
宵夜		一把无盐坚果		一杯牛奶			一把胡桃

素食者第三周

餐别	星期一	星期二	星期三	星期四	星期五	星期六	星期日
早餐	酸奶配黑莓与肉桂烘炒过的腰果	水果配牛奶	菠菜配水煮蛋	炒蛋与罐头，李形番茄配裸麦土司，一杯牛奶	杂粮土司涂橄榄酱，橄榄油炒蘑菇，烤番茄与水煮蛋	麦麸片牛奶	什锦果麦加牛奶
上午茶						香蕉沙冰	
午餐	白菜椰菜汤，辣炒豆干丝淋上芝麻	奶酪加番茄沙拉，配橄榄油沙拉酱	以全麦小餐包制作的素食香肠三明治，搭配沙拉配菜	土豆沙拉，综合青椒条配低脂鹰嘴豆泥酱	烤红椒汤，配裸麦脆饼低脂鹰嘴豆泥酱	白豆沙拉加水煮蛋，配一片涂低脂抹酱的全麦面包	杂粮面包制的低脂鹰嘴豆泥酱与红葡萄三明治，搭配沙拉、草莓酸奶和小黄瓜
午后点心	一把杏仁	一杯蔬菜汁		奇异果		苹果	一把无盐坚果
晚餐	青葱奶酪蛋卷，配大份综合沙拉	中式炒蔬菜，配豆腐与腰果，一片蜜瓜	青辣椒配全麦饼，低脂原味酸奶，水果沙拉	辣椒豆腐通心面，搭配沙拉配菜，香蕉加酸奶	整条玉米，烤蔬菜配羊奶奶酪，黑莓苹果派，一份蛋奶酱	红椒，西葫芦与蘑菇千层面，搭配大份沙拉	烤蛋，巧克力加橘子
宵夜	奶酪与法式蔬菜沙拉	低脂鹰嘴豆泥酱与法式蔬菜沙拉					李子

素食者第四周

餐别	星期一	星期二	星期三	星期四	星期五	星期六	星期日
早餐	烤素香肠配番茄	辣味炒蛋	水果干麦片粥	小麦或燕麦加牛奶	烤素香肠三明治，搭配烤番茄	水果配牛奶，一杯西洋凤梨汁	番茄蛋卷配全麦土司涂低脂抹酱
上午茶	水煮蛋	桃子		橘子		牛油果沙拉酱，配法式蔬菜沙拉	
午餐	小黄瓜冷汤，辣炒豆干丝	薄荷、羊奶奶酪和黄豆沙拉	杂粮面包配烤豆子	夹鸡蛋切片与沙拉，杂粮面包三明治，配沙拉、坚果	燕麦饼干搭配橄榄，低脂鹰嘴豆泥酱与法式蔬菜沙拉	水煮蛋，配一片烤杂粮土司	奶油蘑菇浓汤，配裸麦脆饼，低脂奶油奶酪和小黄瓜
午后点心	一把开心果	一把坚果	樱桃番茄	香蕉		一片蜜瓜	西洋梨
晚餐	填馅蘑菇，一片蜜瓜	酱油辣味豆腐串烧，配白菜和荷兰豆沙拉	青椒芝麻菜与酸奶酱，番茄沙拉，水果加酸奶	西葫芦蛋饼，配水蒸蔬菜，柠檬蜂蜜奶酪蛋糕	青椒辣豆，搭配糙米，烤油桃搭配酸奶	烤蔬菜配羊奶奶酪，蜂蜜可丽饼	意式炖豆子，番茄素肉土豆泥，配水蒸蔬菜
宵夜		乡村奶酪配小黄瓜条		一杯蔬菜汁			

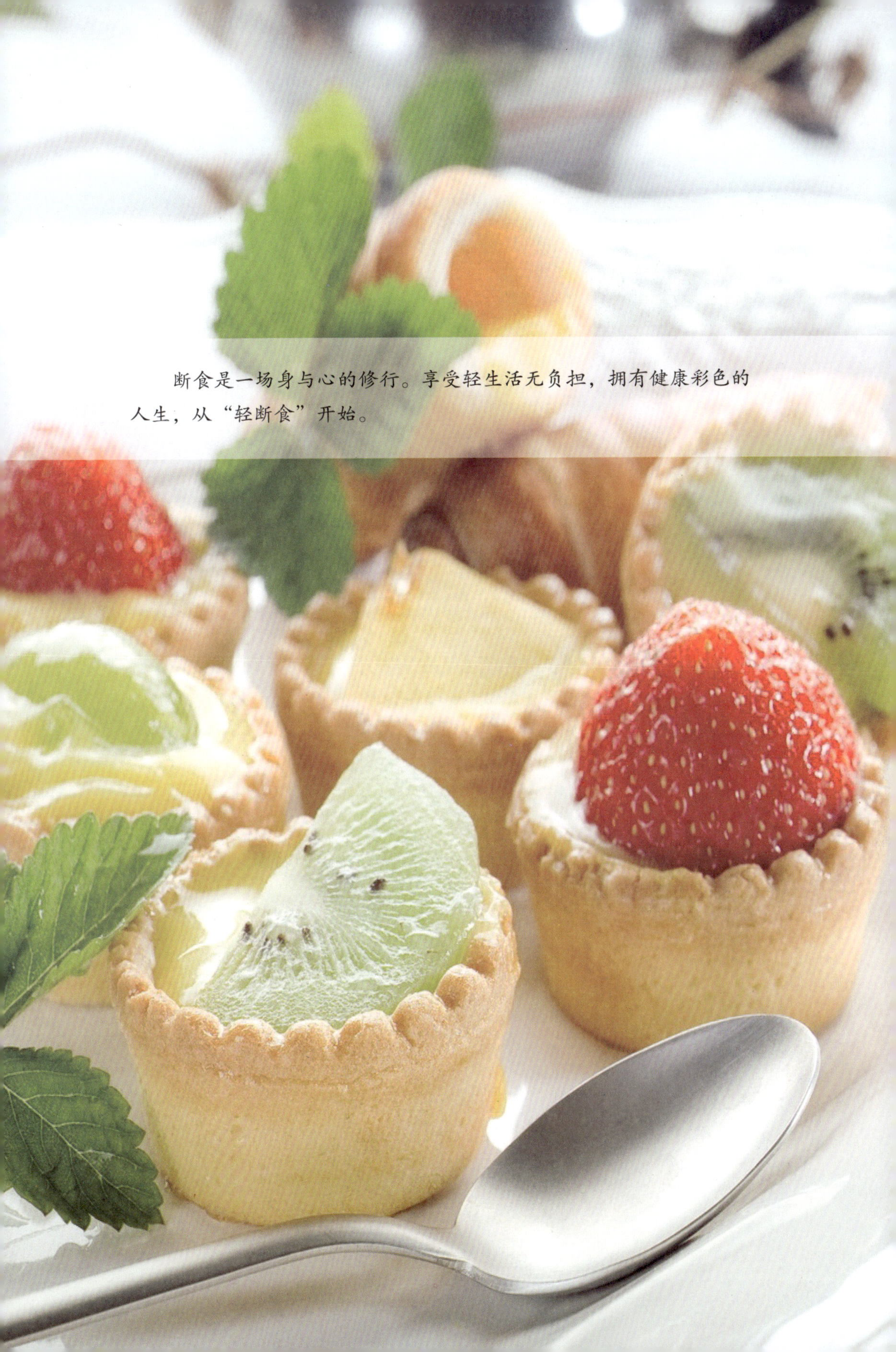

断食是一场身与心的修行。享受轻生活无负担，拥有健康彩色的人生，从“轻断食”开始。

第六节 一周中轻断食的2天

实行5：2轻断食法可以正常饮食不挨饿。实行5：2轻断食法时，轻断食那两天要怎么做？我们设计的这套饮食法是要缩小你的胃口，这样一来，就不容易觉得饥饿，且能满足身体的营养需求，无需额外补充营养。这套方法可以确保你减掉最多的脂肪，并保留最多的能燃烧热量的肌肉。如果你是素食者，5：2轻断食法也能适用，因为可供选择的富含蛋白质的素食食物就和肉类一样多，或许更多。

5：2轻断食法很简单，而且一周只需轻断食两天（如果能连续两天最理想）。只轻断食两天，就算是最忙碌的生活形态，也可以轻松纳入，不用再费心计算热量或挨饿。你要做的，就是坚持只吃列出的建议食物，确定你吃够最低的建议量，但不可超过最大量。5：2轻断食法利用简单的规则来重塑饮食习惯，将可帮助你回过头控制你吃的食物，并协助你减肥。

5：2轻断食饮食法简单可行

一星期中，有两天你仅能吃高蛋白质、健康油脂、低脂乳制品及一些蔬果。你不需要计算热量，只要利用简表，查阅每一种能吃食物的最高与最低分量，要记得男女有别。

在这两天，你能摄取的糖类极有限，一天约为50克。这是因为，研究证实，糖类会让你觉得饿！吃下最低量的糖类，身体很快就能从储存脂肪的模式变成燃烧脂肪。燃烧脂肪的副产品（一部分是酮，一部分是其他副产品）会抑制胃口。

建议你连续两日轻断食，以通过5：2轻断食法最大限度地获益。研究发现，连续轻断食两天会让轻断食行为更加轻松，这样也能带来额外的健康效益。

轻断食期可以吃多少

轻断食那两天没有严格的热量限制，因为研究发现，5：2轻断食法能让人感到饱足，轻断食者会自发控制食量。轻断食食谱还会告诉你每一类食物可吃的最高分量，帮你重新确认你没有吃太多。

5：2轻断食法的实行者会担心，如果他们吃的分量不够，将不能达到减肥的效果，事实上这个问题是不存在的。但是，在轻断食的两天你要摄取足够的蛋白质和电解质，因此，建议吃足最低分量的蛋白质食物，并努力吃足乳制品、蔬菜和水果的分量。除此之外，只要吃你需要的量就可以了。

在轻断食的两天中每天可以吃的食物

蛋白质食物（如鸡肉、鱼肉、鸡蛋、瘦肉）：女性最高12份，男性最高14份。

脂肪（如葡萄籽油、橄榄油、坚果或鳄梨）：女性最高5份，男性最高6份。

乳制品：3份。

水果：1份。

蔬菜：5份。

至少2升的水、茶、咖啡或其他无糖或低热量饮料。如果你想要，也可以加入无糖口香糖或是甘草根（健康食品专卖店有售）。

最多10颗无糖薄荷锭。

可吃的蛋白质食物

轻断食那两天，你可以大量吃以下蛋白质食物。

◎ 就女性而言，每天可以从下表中最少选取4份，最多选取12份。

◎ 就男性而言，每天可以从下表中最少选取4份，最多选取14份。

你在一餐里可以吃规定中任何份数的蛋白质食物，但不能超过每日最高的分量限制。

蛋白质	一份的量
咸水或淡水鱼罐头	45克
搭配番茄酱或油脂多的鱼，如鲭鱼、沙丁鱼、鳟鱼、鲱鱼，或烟熏的这些鱼	30克
海鲜，如大虾、贝类、螃蟹	45克
鸡肉、火鸡肉、鸭肉（烹煮时去皮）	30克
牛肉、猪肉、羊肉、兔肉、鹿肉的瘦肉或内脏（去油脂）	30克（女性每周最多吃500克，男性最多吃600克）
瘦肉培根	烤过的1片
瘦肉火腿	2中片或4薄片
鸡蛋	1个
豆腐	50克

轻断食的两天每天仅能吃一种以下的蛋白质食物，因为它们含有糖分。这一种也算在你每天能吃的蛋白质食物里。

蛋白质	最高	份数
素肉	每天30克	3
黄豆和毛豆	每天60克	2
低脂鹰嘴豆泥酱	每天1汤匙	1

蛋白质相关知识

实行5：2轻断食法时，轻断食那两天及无需轻断食的其他日子里，蛋白质都是关键，因为蛋白质是最能令人产生饱足感的。轻断食时，蛋白质也是维持肌肉群的重要物质。轻断食者就算成功减下体重，如果减肥时流失的肌肉和脂肪一样多，他们就很可能吃得多，未来将会复胖。蛋白质食物对轻断食者也很有帮助，因为蛋白质可以多燃烧273～294焦耳热量。

可吃的脂肪食物

你可以吃以下脂肪食物。

◎ 就女性而言，每天可以从以下表中最多选取5份。

◎ 就男性而言，每天可以从以下表中最多选取6份。

脂肪	一份的量
植物性奶油或低脂抹酱	1茶匙（8克）
橄榄油或其他油脂	1小茶匙（7克）
含油甜点	1小茶匙（7克）
烘干的坚果	3瓣胡桃、4颗杏仁、8颗花生、 10颗腰果、10颗开心果（栗子不可）
青酱	1茶匙（8克）
蛋黄酱	1小茶匙（5克）
低脂蛋黄酱	1汤匙（15克）
橄榄	10颗
花生酱（不含棕榈油）	1茶匙（8克）

轻断食那两天，每天仅能吃一种脂肪食物，因为它们含有糖分。这一种也算在你每天能吃的脂肪食物里面。

蛋白质	最高	份数
牛油果	半个	2
牛油果沙拉酱	2茶匙	2
低脂牛油果沙拉酱	2茶匙	1

可吃的乳制品

每天可以从下列清单中最多选择3份。

乳制品	一份的量
牛奶（半脱脂或脱脂）	200毫升
豆浆（高钙）	200毫升
酸奶：水果口味、原味的低卡豆酱酸奶；希腊酸奶、原味酸奶（均为低脂）	1小瓶120～150克，或满满3汤匙
全鲜奶制原味酸奶	80～90克，或满满2汤匙
乡村奶酪	75克或2汤匙
夸克奶酪	1/3饼或3汤匙，或90克
奶油奶酪	1汤匙，或30克
低脂奶酪：低脂奶酪、艾登奶酪、巴伐利亚烟熏奶酪、羊奶奶酪、康门贝尔奶酪、意式瑞可塔奶酪、意式摩扎雷拉奶酪、低脂哈鲁米羊奶奶酪	1份如火柴盒般大小（30克）。女性一星期最多吃120克，男性一周最多吃150克，包括轻断食与非轻断食日的总分量

*不要尝试用米饭或燕麦奶取代乳制品或豆浆。米饭和燕麦奶不适合在轻断食时吃，因为它们的蛋白质含量太低，糖类含量又太高。但你可以在无需轻断食那几天吃。

可吃的水果

你可以从以下列出的低糖类水果中选择一份水果。如果你喜欢，也可以多加一份蔬菜，用蔬菜代替水果。如果有必要，可用人工甜味剂增添水果风味，但不可以直接加糖。

水果	一份的量
杏仁	3颗新鲜的或是干果
黑莓	手抓1把
黑醋栗	满满4汤匙
红醋栗	满满4汤匙
葡萄柚	半颗
蜜瓜	5厘米厚片
凤梨	1大片
覆盆子	手抓2把
木瓜	1片
草莓	7颗
煮过的大黄或蔓越莓，可添加人工甜味剂	满满3汤匙

不再贪恋餐桌上的食物，简单也是一种艺术。

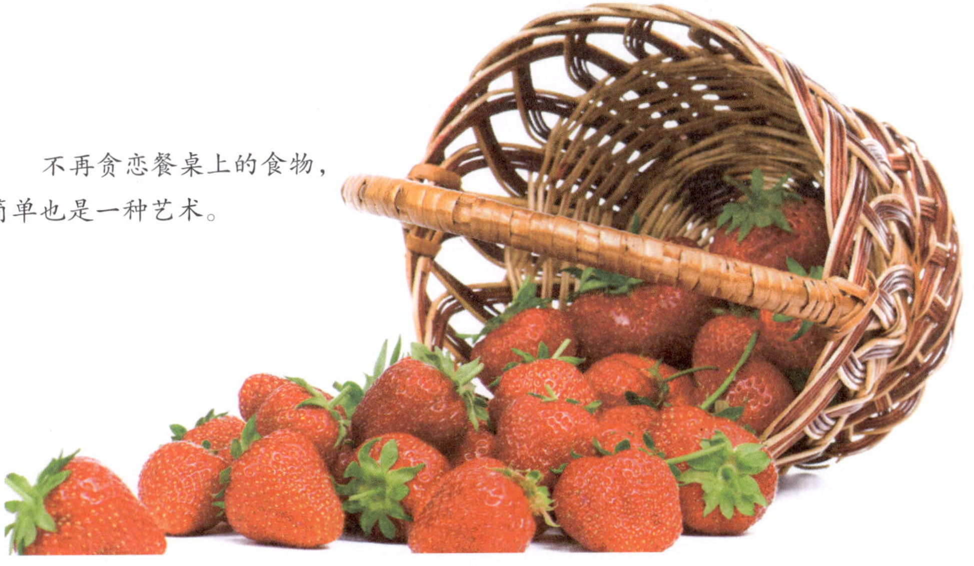

可吃的蔬菜

你仅能吃以下列出的低糖类蔬菜。每天从下表中选择5份蔬菜。

蔬菜	一份的量
茄子	1/3个
新鲜豆芽菜	手抓2把
青花菜	2小朵
甘蓝芽	8颗
白花椰菜	8小朵
西洋芹	3根
大白菜	1/5棵
西葫芦	半个
小黄瓜	5厘米长
羽衣甘蓝	煮过的满满4汤匙
苦瓜	半个
蒜苗	1中棵
芝麻菜	满满1深碗
荷兰豆	手抓1把
新鲜蘑菇	14朵，切片后为手抓3把
干蘑菇	2汤匙，或手抓1把
秋葵	6个
小白菜	手抓2把
青椒	半棵
南瓜	满满3汤匙
煮过的芥蓝菜	满满4汤匙
青葱	8棵
玉米	1个
新鲜番茄	1个中型番茄，或7颗樱桃番茄

适当摄取盐分

轻断食那两天要燃烧脂肪，并让水分与电解质在体内流动。因此，一定要摄取一些盐分。无须大量吃盐，每天5～6克就够了（相当于摄取2000～2400毫克的钠）。如果你在轻断食这两天头痛，那你就需要多摄取一点盐分。

某些食物本身就含有一些盐分，如乳制品、鱼类和海鲜。所以，你也可以在轻断食那两天纳入4～6份含盐量较高的食物，如低脂酱油、鱼露。或者，你可以加入一份以下食物。

冲泡1／2汤块或两茶匙的肉汤，喝下去或加在食物中。

1汤匙酱油。

1茶匙的酵母萃取物或用热水冲泡的高汤块。

3茶匙浓缩肉汤粉或是肉汤粒，用热水化开。

如果你因为高血压而必须服用排水药物，那么请不要喝太咸的饮品或吃太咸的食物。由于太多的盐分对血压和骨质都有害，因此，你需要在每周无需轻断食那几天限制高盐分食物，一星期最好只吃一份。

饮用低热量饮料

在实行轻断食这两天要大量补充水分。你要从以下清单中选择品项，喝足2升水，以避免脱水、便秘和头痛，也可以抑制饥饿感。

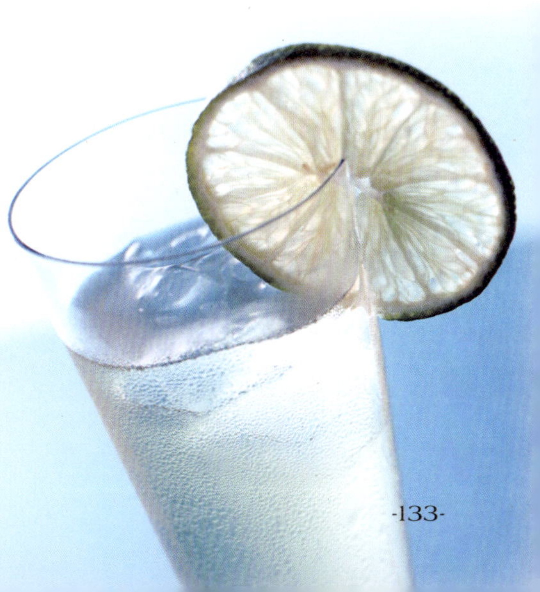

水（非气泡水或气泡水）。

茶和咖啡（清茶或黑咖啡，必要时可以加牛奶，但要计入乳制品的食用量，必要时可以添加人工甜味剂）。

有调味的无糖气泡水（请务必读标签，确认无糖分）。

用非气泡水或气泡水制成的无糖或不加糖果汁苏打饮料。不要购买标榜“果汁含量高”的品项，因为当中会含有天然的果糖；反之，你可以选择不加糖但以人工甜味剂增添甜味的产品。

水果茶、香草茶或绿茶。

低热量、无糖或不加糖的有气泡饮品。

在滚水中加入柠檬或柠檬切片。

素食者轻断食时保持营养平衡的方法

素食者要实施5：2轻断食法也很轻松。素食的版本也很类似，但因为某些素蛋白质来源会含糖类，因此，需要少吃一点乳制品以求平衡，因为这两类食物都含糖类。你的蛋白质选择会少于吃肉和吃鱼的人，但可以在饮食中加入足量的蛋白质与低脂乳制品，以确保你不会饥肠辘辘。

蛋白质	一份的量
蛋	1个
豆腐	50克

补充蛋白质食物

实行5：2轻断食法时，轻断食那两天，你可以吃下每日容许范围内的鸡蛋和豆腐。你也可以从下列清单中每天选择至多6份蛋白质。请确定每天选择的总糖类含量不超过15克。

蛋白质	一份的量
糖类低于5克的素食香肠、汉堡	半个
素肉，尚未烹煮	2茶匙或10克
黄豆（冷冻或已烹煮）	2茶匙或30克
低脂鹰嘴豆泥酱	1汤匙或15克
素肉片或素肉排	30克
毛豆（冷冻或已烹煮）	2茶匙或30克

*请避免食用用面包屑作为面衣的素汉堡或素肉排，因为这样糖类摄入量就会过高。

关于鸡蛋

鸡蛋是很好的轻断食食物，可以自由享用。鸡蛋的蛋白质高，脂肪低，一颗的热量仅有294焦耳，而且含有维生素A与维生素D（一颗鸡蛋提供的维生素D，足够你一天需求量的10%）、硒、钙、铁、锌及叶酸。

很多人会担心鸡蛋的胆固醇过高，但近期研究发现，采取低脂饮食法每天吃两颗鸡蛋的人确实减了重量，他们的胆固醇水准没有受到不良影响。

补充乳制品

每天最多可以吃60克低脂奶酪，但女性一周不可超过120克，男性每周不可超过150克，轻断食两天和无需轻断食那五天的分量全部算在内。

可选择的有下列食品。

◎ 低脂奶酪

◎ 义式摩札雷拉奶酪

◎ 康门贝尔奶酪

◎ 义式瑞可塔奶酪

◎ 羊奶奶酪

◎ 巴伐利亚烟熏奶酪

◎ 艾登奶酪

◎ 低脂哈鲁米羊奶奶酪

你每天也可以从以下列表中选择两份。

乳制品	一份的量
牛奶（半脱脂或脱脂）	200毫升
豆酱（高钙）	200毫升
酸奶：水果口味、原味的低卡豆酱酸奶；希腊酸奶、原味酸奶（皆为低脂）	1小瓶120～150克，或满满3汤匙
全鲜奶制原味酸奶	80～90克，或满满2汤匙
乡村奶酪	75克或2汤匙
夸克奶酪	1/3瓶或3汤匙
轻奶油奶酪，或超轻奶油奶酪	1汤匙或30克

*不要尝试在轻断食那两天用米饭或燕麦奶取代乳制品或豆浆，因为它们的蛋白质含量太低，糖类含量又太高。但是，你可以在无需轻断食那几天吃。

在轻断食那两天，一定要吃够脂肪、蔬菜和水果的分量。

第七节　一周中正常吃的5天

采用5：2轻断食法，无需轻断食的那五天饮食应以健康的地中海式饮食为主。地中海式饮食即尽可能吃全谷及未加工的食物，摄取大量的蔬菜、水果、全谷、豆科植物、坚果与橄榄油及鱼类、家禽、低脂乳制品等，也可以包括少量的瘦肉，但不可以多吃通心面、比萨。

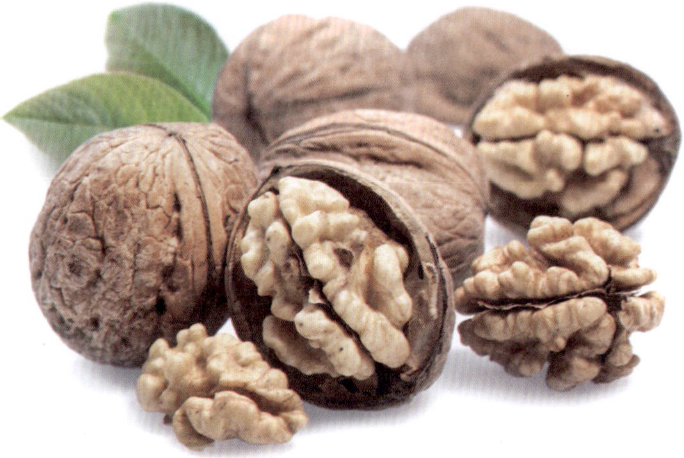

蛋白质

常见的高蛋白食物

◎ 白鱼或海鱼，还有海鲜。

◎ 鸡肉、火鸡肉或鸭肉（烹煮时去皮）。

◎ 除去肥油的红肉，如牛肉、猪肉、羊肉或内脏、野味的瘦肉部位、鹿肉、兔肉或雉鸡（女性一周最多500克，男性一周最多600克，此分量限制同时包括5：2轻断食法中轻断食日与非轻断食日的叠加总量）。

◎ 豆科植物，如鹰嘴豆和扁豆。可以把这些豆科植物当成能够饱腹的食物。

无需轻断食日的五天内仅吃一次的食物

◎ 取走肥油的红肉、家禽与野味（这类食物饱和脂肪的含量很高）。

◎ 高脂肪的加工肉类或肉类食品（如香肠或腌牛肉；这类食物饱和脂肪和盐分的含量都很高）。

◎ 烤至焦香或全熟的肉类和鱼类（要限制这类食物，是因为摄取过多烤焦的食物有增加癌症患病率的风险）。

◎ 裹以面糊／面包粉油炸的鱼类（这类食物热量高，而且蛋白质含量比没有裹粉的新鲜鱼类低）。

◎ 低脂加工肉类、培根、火腿和咸鱼，如腌鲜鱼、熏鲑鱼、熏鲭鱼和熏白鱼；摄取的盐分要在每周的盐分总摄取最高限量以下。

糖类

糖类为人提供大部分能量，通常占热量的50%～60%。传统地中海式饮食来自糖类的热量不到45%。轻断食那两天摄取的糖类含量极低，因此在5：2轻断食法中，一整周的热量大约只有40%来自于糖类，这和从事狩猎采集的人类祖先饮食模式相似：一般认为，他们从糖类中取得的热量大约为总量的20%～40%。

请尽量选择全谷类食物。全谷类的纤维质与营养成分比加工食品或白饭白面更高，要花更多时间消化与吸收，因此可以延长饱足感。减少精致的糖类，尽量不要吃含糖点心，如甜点和蛋糕。这类糖类消化快，会让血糖快速上升、胰岛素分泌量增高，而且还会增强食欲。

每一克糖可以产生16.8千焦热量，但没有其他营养，也因此，糖分常常也被称为“空”热量。摄入太多糖分对身体不利，因而尽量少吃添加了“果糖”的食物，如某些早餐谷片、谷片棒、甜味果汁或高浓度果汁苏打饮料、酸奶、米布丁、奶酪、饼干、蛋糕及冰淇淋。

果糖热量高，而且可以直接转换成脂肪储存在肝脏，造成肝脏肥大。肥大的肝脏消除血液内循环的脂肪的功能减弱，因此会导致血管收缩、血压上升。最近一项研究表明，因每天多吃甜食与糖类饮料而导致身体多摄取4200焦耳长达3周的人，肝脏内的脂肪量暴增3倍。之后他们遵循低热量的地中海饮食法，健康状况也随之恢复。

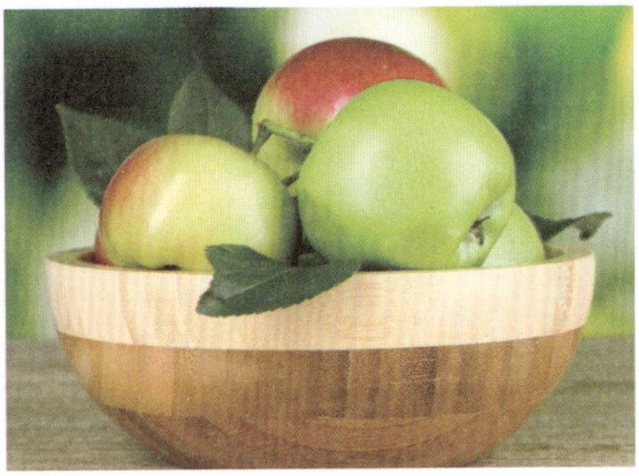

水果中含果糖，但数量比加工食品中的含量低很多。例如，1个苹果的果糖含量，只有一般罐装可乐的1／5。水果里的果糖对健康并无坏处，因为水果里面也有具有保护作用的植物多酚。现代饮食不够健康，原因之一就是吃太多精致的糖类，如下表所列。

禁吃这些糖类	宜吃这些糖类
白面包、薯条、贝果、英式小煎饼	粗粮面包、口袋饼、黑麦面包、谷物类面包、裸麦面包、全麦面包
白米、北非小米、白面条	印度香米、小麦片、藜麦、糙米、全麦面条、全麦通心面、北非小米糙米
玉米片、米精、即食燕麦片	麦片粥、麦麸片、高级麦麸片、全麦谷物棒、无糖什锦果麦
薯片、甜点、饼干、含糖爆米花、甜甜圈、蛋糕	酸奶、坚果、原味爆米花
薯饼、薯条	番薯、连皮水煮的小土豆、焗烤夹心土豆
奶油夹心饼、米蛋糕	燕麦饼干、裸麦脆饼、全麦饼干
糖类、气泡饮料	水、无糖果汁苏打、低热量气泡饮料

非轻断食日的食物摄入

人们需要摄取蔬果，保护身体远离心脏病与中风，帮助控制血压与维持骨骼健康，并对抗某些类型的癌症。蔬果也可降低患上痴呆症的风险。

在轻断食那两天，一天可以吃5份低糖类蔬菜和1份低糖类水果。在剩下那5天，则可以吃各种不同的水果，包括含高糖类的食物。你的目标，应是每天要吃2份水果和5份蔬菜。不要假设摄取蔬菜、水果就表示一定会少吃其他食物。事实上，当研究者要求过重的人在饮食中一天要吃6～8份蔬菜、水果时，很多人通常就是把这个分量额外加进饮食中，不调整其他食量，结果在为期8周的研究间内胖了2千克。

建议蔬菜的量要高于水果的量，因为蔬菜热量较低。例如，一根香蕉的热量为336～1176焦耳，但20朵蘑菇的热量仅有67.2焦耳，一大份的青花菜热量也只有105焦耳。若想要大快朵颐又希望尽量减少热量，吃蔬菜最好。

脂肪

脂肪是日常饮食中必要的营养元素之一，但太多脂肪会堆出赘肉（一克糖类热量为16.8焦耳，一克的脂肪热量则为37.8焦耳）。因此，烹饪时请试着少放一点油，可以的话，选择烧烤、微波或清蒸。如果一定要用油，可以用一点橄榄油、色拉油和葡萄籽油，或者是用喷雾器喷几次油。

要减少饱和脂肪的摄取量，因为它们会阻塞血管。饱和脂肪存在于红肉类的肥油、加工肉类与香肠、全脂乳制品、棕榈油、巧克力和椰子油中，尽量用健康的油脂取而代之，最好是橄榄油、葡萄籽油。鳄梨、坚果（如花生、杏仁、美洲胡桃、榛果、腰果、开心果）里的单元不饱和脂肪有助于降低胆固醇。

W3脂肪有助于保持心脏健康，并降低血压与血脂肪。W3脂肪亦可抗发炎，维

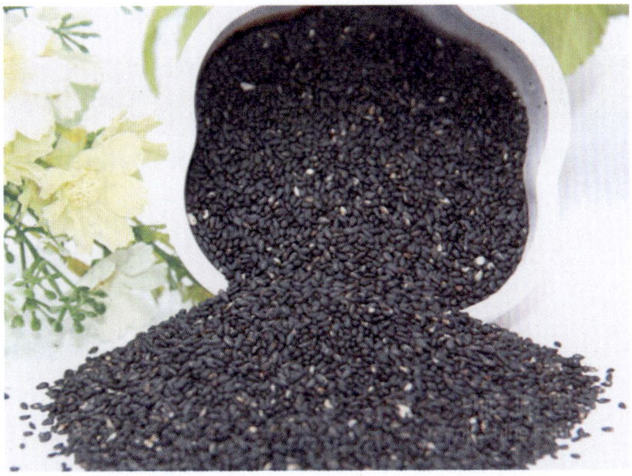

持大脑与神经系统的健康，同时降低患糖尿病与某些癌症的风险。现代饮食中W6脂肪的含量太高，而W3脂肪的含量太少，使得W3脂肪无法好好发挥它们的作用。因而要多摄取W3脂肪，可以从鲑鱼、沙丁鱼、鲭鱼和新鲜金枪鱼（非罐头）等鱼中获取这种成分。至于素食者，富含W3脂肪的食物包括鸡蛋、亚麻籽、胡桃与葡萄籽油。尽量避免吃含W6脂肪丰富的食物，如玉米、葵花油、火鸡、贝类、罐头金枪鱼、松子和芝麻。

乳制品

乳制品近年来在公众舆论中的名声也不佳。乳制品会引发乳癌的说法，导致很多妇女都不再吃乳制品。大量研究发现，并没有证据证明这两者之间有因果关系。牛奶的蛋白质特别能带来饱足感，而且有证据显示，乳制品内的钙质就如同清洁剂，能够在身体消化脂肪前先行捕捉脂肪。这样一天下来，可以多消耗189焦耳热量，这是无需经过轻断食就可以减少的热量。乳制品内的钙质也对血压和骨骼的健康有益处。

轻断食时骨骼的密度会稍微下降，这是因为体重变轻了，骨骼承担的重量就变小了。因此，5：2轻断食法中所设计的食谱均富含蛋白质、钙质、维生素D，这些营养素都有助于维持骨骼健康。当然，想维持骨骼强壮，负重运动也是其中很重要的一环。

你的目标是一天至少要摄取1000毫克的钙质，这换算下来是200毫升的牛奶、一份酸奶和半罐鲑鱼（前提是你要把鱼骨一起吃下去）。如果你不喜欢，或者是身体不耐受乳制品，请在饮食中的其他项目上补充大量钙质（详见下表）。

钙质计算简表

食物	钙质含量（毫克）
沙丁鱼（罐头），连骨一起的话（100克）	500
沙瑙鱼（罐头），连骨一起的话（100克）	300
鲑鱼（罐头），连骨一起的话（100克）	300
低脂奶酪，如艾登奶酪或低脂奶酪（30克）	240
豆浆、米浆、榛果浆、燕麦奶（高钙）（200毫升）	240
果汁加钙（200毫升）	240
半脱脂或脱脂牛奶（200毫升）	235
酸奶（150克）	225
奶酪（150克）	165
生的紫花菜（80克）	160
蒸过的菠菜、绿叶菜或羽衣甘蓝（100克）	150
秋葵（80克）	130
乡村奶酪（100克）	125
豆浆酸奶（高钙）（110克）	120
大虾（生鲜或水煮）（100克）	110
豆腐（100克）	100
半罐沥干的红腰豆（120克）	85
无花果干（30克）	80
两中片全麦面包（80克）	75
橘子（160克）	75
杏仁（30克）	70
生的青花菜（80克）	45

*注意：豆腐中的钙质含量变化很大，会因品牌不同而不同。请务必选择高钙或成分里有加钙的豆腐。

饮品

日常生活中大部分人都没有喝够水，当减肥时尤其要保有充足的水分。建议一天至少喝8大杯水和其他饮料（约两升），有助于产生饱足感，并预防便秘。

有些研究人员建议，吃饭前先喝水用餐时就可以少吃一点，而且喝下冷开水之后，会提高新陈代谢率，效果长达一个小时。但这样做一天只会多燃烧21焦耳热量，不过累积下来也有所裨益。有些人担心喝太多水会对身体不利，因为一些报告曾提到喝太多水（一天超过5升）会导致水中毒，因为大量的水会稀释血液中的盐分。实际上，只有在短时间内喝下大量的水时，才会产生这个问题。

通常非低热量的气泡饮料中所含糖分很高，热量也很高，但几乎不含营养素，而且它们很快就会转化成脂肪，堆积在身体里。

可以喝的饮品

一天至少应该喝8杯（或2升）水或饮料。

◎ 水：非气泡水或气泡水。

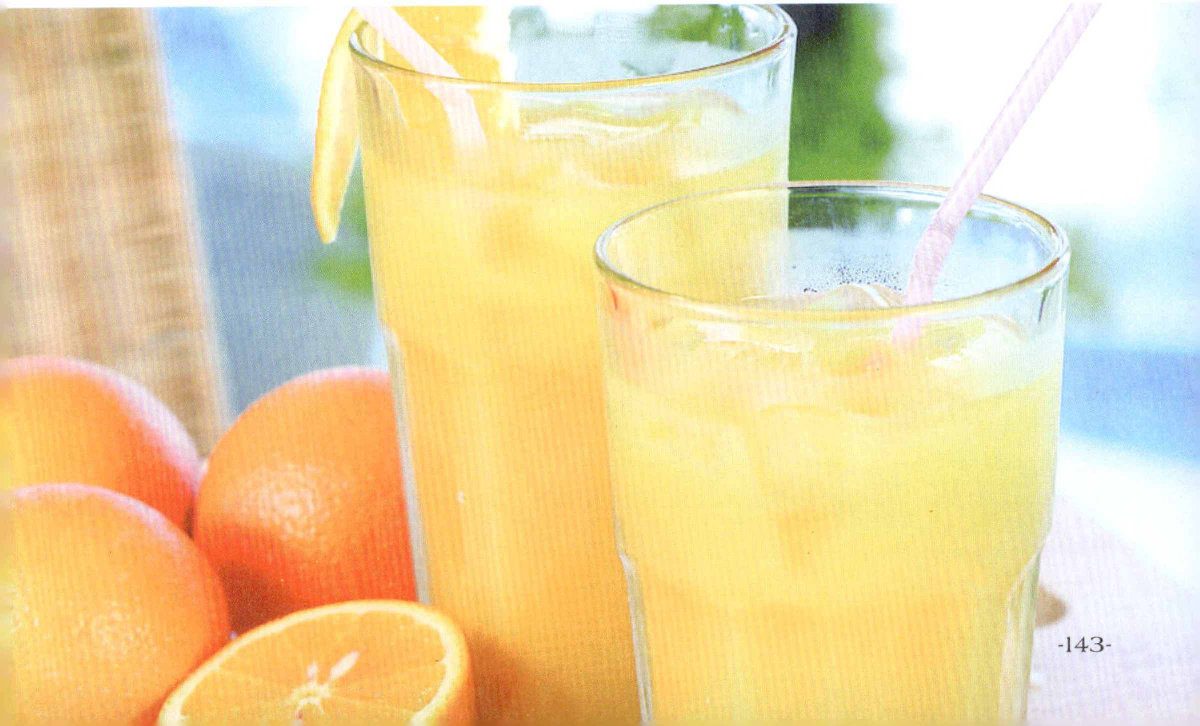

◎ 茶：红茶或绿茶，有咖啡因或无咖啡因均可。

◎ 咖啡：有咖啡因或无咖啡因均可。

◎ 花草茶与水果茶。

◎ 无糖或低热量的果汁苏打饮料或气泡饮料（一周少于3升）。

果汁

吃饭时喝一杯不加糖的纯果汁对健康有益，而如果能改成吃完整的水果，保健效果会更好。果汁不仅热量较高，也没有纤维，而且不像吃整颗水果这么有饱足感。在一项研究中，受试者有的吃苹果，有的喝苹果汁，之后要他们开始用餐，一直到觉得吃饱了才停。吃苹果的人在用餐时会吃得比较少，整体摄取的热量也比喝苹果汁的人少了15%。

以下饮料要限制

◎ 酒精。

◎ 加糖饮料。

◎ 非低热量果汁苏打饮料。

◎ 果汁（每天最多200毫升）。

◎ 蔬菜汁（每天最多200毫升）

纤维质

对于想要实行5：2轻断食法的人来说，纤维很重要。纤维可以延长饱足感，维持血糖稳定，并且让肠道适当蠕动。纤维主要有两大类，这两类对于轻断食者来说都很重要。

非水溶性纤维

谷片和豆类植物含非水溶性纤维。这种纤维可以防止便秘，有助于肠部健康。补充非水溶性纤维可以防止有毒物质在体内堆积，这样就降低了患上大肠癌的概率。

水溶性纤维

燕麦、大麦、豆子及蔬果中含有水溶性纤维，这种纤维可以减缓食物从胃部排空的速度。

水溶性纤维也会减缓养分吸收的速度，避免餐后血糖突然升高。水溶性纤维也有助于降低胆固醇。

轻断食那两天，一定要在食物中加进允许食用的蔬果。你在无须轻断食日的目标是一天至少要吃下24克的纤维质，并要达成适当的水溶性与非水溶性纤维组合。在轻断食那两天，可以吃进的纤维质在14克左右。如果你不习惯饮食里有纤维质，最好的方法是用2～3周的时间慢慢增加纤维质的摄取量。摄入的纤维质量增加，体内排气会更通畅；但一次性吃下太多纤维，则会让你腹部及肠胃胀气。因此，在增加纤维质摄取量的同时，一定要多补充水分，每天至少要喝足8杯水或其他低热量的饮料。

盐分

摄入盐分过多，会导致血压升高，增加罹患心脏病与中风的风险，还会导致骨质中的钙流失，提高骨质疏松的风险。目前的健康指南建议一天的盐分摄取量不要超过6克（约1茶匙）。很多专家认为，如果我们可以做到一天只吃3克盐，将会更健康。

每日摄取的盐分约3／4隐藏在食物中，尤其是加工食品，如熟食肉品、罐头汤、香肠、比萨与外带食物。购买食物时，请查阅标签，看看每100克食物中的盐分有多少。低盐分含盐不到0.3克或钠不到0.1克；中盐分含盐0.3 ~ 1.5克或钠0.1 ~ 0.6克；高盐分含盐超过1.5克或钠超过0.6克。

如何降低盐分摄取量

◆ 限制熟食肉品与现成酱料的食用量。

◆ 少吃咸味零食，如薯片或咸口味的坚果。

◆ 烹饪时少加盐，餐桌上少放盐，改以黑胡椒、新鲜或干燥香草或柠檬汁调味。

◆ 选择低盐分的炖豆子或罐头汤。

◆ 选择水渍的罐头蔬菜或罐头豆科植物。

◆ 限制咸鱼（如腌鲱鱼及熏鲑鱼）和咸肉食品（如培根和火腿）的食用量。

可吃的零食

◆ 燕麦饼干、裸麦脆饼、以低脂奶油奶酪或低脂乡村奶酪为夹心的全麦夹心饼干。

◆ 法式蔬菜沙拉，如西芹、小黄瓜、青椒、荷兰豆、青葱及樱桃、西红柿搭配沙拉酱、低脂鹰嘴豆泥酱、低脂黄瓜酸奶酱和鳄梨沙拉酱。

◆ 水果，原味、低热量酸奶，无糖果冻。

◆ 麦芽蛋糕条；可加可不加植物性奶油或低脂涂酱。

◆ 手抓一小把没有加盐的坚果或果干。

◆ 一般蔬菜汁（胡萝卜、西红柿或两者综合）。

◆ 原味爆米花（不加糖或盐）、干豌豆点心。

◆ 以半脱脂或脱脂牛奶、酸奶及一片水果制成的沙冰。

◆ 以冷冻、稀释后的无糖果汁苏打饮料制成的棒冰。

外食和外带

实行5：2轻断食法期间，你一定会因为工作或社交的理由需要在外就餐。那么，你要如何让自己不偏离5：2轻断食法呢?

◆ 比起自家准备的餐点，外食通常分量较大，热量较高，而且通常含有许多隐性脂肪。但有越来越多餐厅现在会提供讯息，告知消费者食物所含的热量，帮助人们更了解自己是否做出健康的选择，请善用这类讯息。请尽量不要点套餐，因为你会吃下超过需要的、想要的量。还有，最好避开自助餐厅，那里诱惑很大，会影响轻断食计划!

◆ 不要在出外用餐之前让自己饿一整天；等你真的坐下来用餐时，很可能会吃过量。

◆ 和同伴一起分享主餐，这样你就不会吃太多。

◆ 细嚼慢咽，品味每一口食物。

◆ 请餐厅只给你需要的分量。

◆ 要求把高热量的酱料或蘸酱放在一旁，由你决定要在食物里加入多少量。

◆ 如果菜单上没写清楚，主动问一问食物用什么方法烹调。

◆ 小心不要在餐前吃下太多小菜，如浸在橄榄油里的面包、薯片、印度烤饼或虾饼；小菜会增加额外的热量。

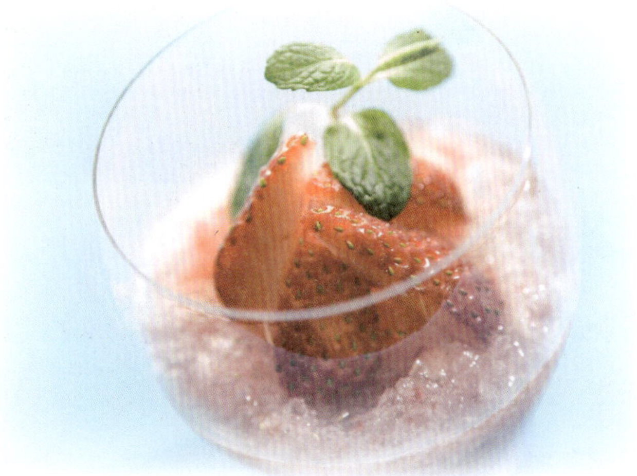

第八节 轻断食的秘诀

轻断食开始前的准备

前文提过，轻断食前的准备工作之一是计算BMI：体重（千克）除以身高（米）的平方。虽然算法有点烦琐，也很抽象，却是拟定健康减肥策略的最佳参考。务必注意，BMI没有将体型、年龄、人种纳入考虑，只能当参考。尽管如此，如果你需要数字化的信息，BMI很有参考价值。

定期测量体重，可以一星期一次。如果你喜欢看到数字往下降，断食日之后的早上是最佳测量时机。你可能会发现从进食日到断食日的一夕之间，体重便大不相同。这项差异很可能来自体内额外的食物重量，而不是脂肪量在一天之内出现的

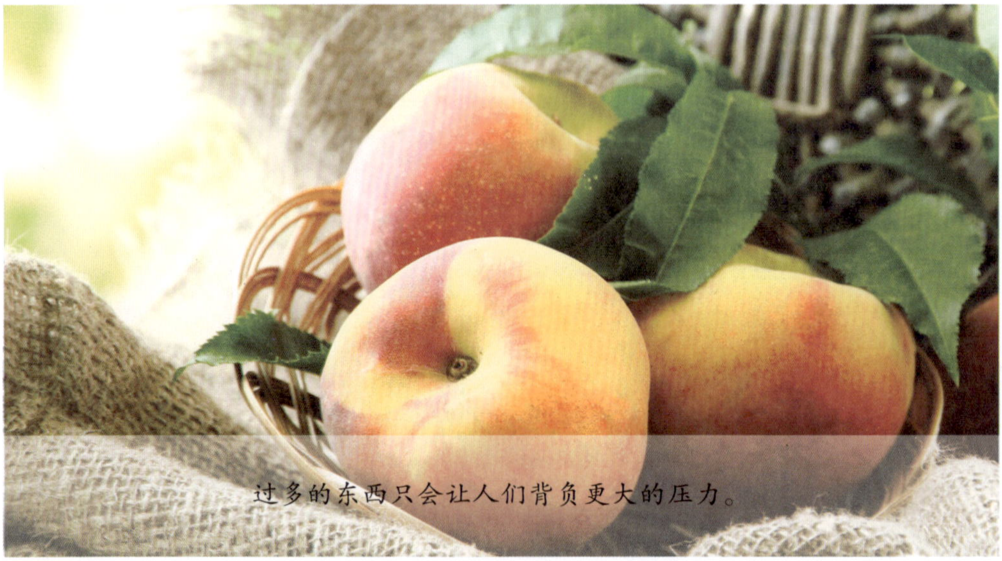

过多的东西只会让人们背负更大的压力。

变化。不妨多测量几天的体重，计算平均值，合理地评估体重是不是减轻了。如果你做事喜欢井井有条，也许你会想监控自己的进展。设定一个目标，如你想减重多少，何时达成等。目标要合理。减肥不要急躁，给自己时间，制订一个好计划。

很多人推荐写减肥日记，除了各种数字，也可以记录你的经验，并试着记下当天发生的“三件好事”。

跟朋友一起轻断食

成功断食不需要太多配备，但一个支持你的朋友很可能是必要的。开始轻断食之后，马上告诉大家。他们可能会加入你的行列，于是你便有了一群具备共同经验的朋友。由于轻断食计划对两性的魅力一样大，情侣或夫妻可以一起轻断食。如此一来，你们可以互相支持，建立“革命情感”，同心协力，分享种种有趣的体验。此外，跟明白断食计划基本原则的人一起用餐会更舒心。网络聊天室和论坛上有很多相关的留言，是寻求支援及信息的好地方。

知道自己不孤单，将会给你不可思议的精神慰藉。

预先准备断食日的食物

先准备好断食日的食物可以避免在冰箱翻找食物的时候，看到吃剩的香肠被诱惑压垮。菜式保持简单，挑选不费力的断食餐。在不断食的日子买菜、下厨，以避免太强烈的诱惑。

轻断食之前，把家里的垃圾食品清理干净，否则它们只会在橱柜里不断呼唤你，无谓地提高断食的难度。

检查食品热量标签

饼干盒子上标示“一盒1000千焦”，实际测量其热量有多少，保证让你大吃一惊。接着，诚实面对真相。断食日必须严格限制热量，千万不要对实际下肚的热量打马虎眼。非断食日吃东西的时候就别计算热量了，你还有更多的事可做。

进食前先等一等

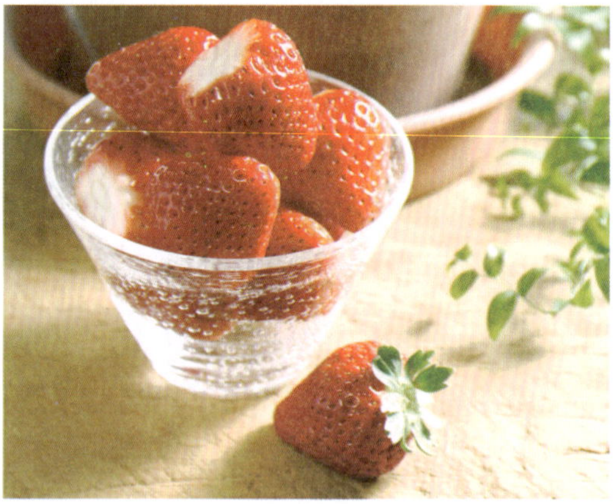

抗拒食欲至少10分钟，办得到的话就延长至15分钟，看看饥饿会不会消退（通常会）。假如你一定要吃点心，就挑选不会提高胰岛素浓度的，可以吃胡萝卜条、没有调味的气炸式爆米花、一片苹果或一些草莓。不要不时吃点东西，否则很快便会超过限制的热量，毁掉你的轻断食。

在断食日，进食要专心，让自己完全认识到自己正在进食的事实。同样的，在饮食不设限的日子，也要保持一些警觉心。吃到满足，别吃到饱。练习几周之后，便能自然做到。

保持忙碌

“我们人类总是在两顿饭之间找事做。”著名歌手兼歌词作者莱昂纳德·科恩（Leonard Cohen）如是说。一点没错，因此，填满你的日子，别填满肚子。大力推广断食的布雷德·皮隆（Brad Pilon）曾说："只要高空跳伞几秒钟，保证什么饥饿都忘了。"投入饮食之外的活动，不一定要去高空跳伞，任何吸引你的活动都好。每个街角都开有甜品店或油炸零食店，休闲娱乐活动就是你抵抗他们的最佳方式。记住，如果你非吃甜甜圈不可，过了断食日还是吃得到的。

试试"从两点到两点"的轻断食模式

把从就寝断食到第二天就寝的模式，改成从下午两点断食到第二天下午两点进食。在第一天的午餐后开始限制饮食，直到第二天午后再吃午餐。

这样，你可以在睡觉时间减肥，没有哪一天觉得饮食被严重剥夺，这是很聪明的做法，但比全日断食法需要多一点专心。断食计划需视个人需求适时调整。

不要害怕想到自己喜爱的食物

有一种被称为"习惯化"的心理机制，即一个人越常接触到一件事物，就越不会看重那件事物。因此，如果反其道而行之，不断打压食欲其实并不对。可以将食物视为朋友，食物本身没有魔法，不是超自然力量，不要将其妖魔化，应以平常心视之。

保持水分充足

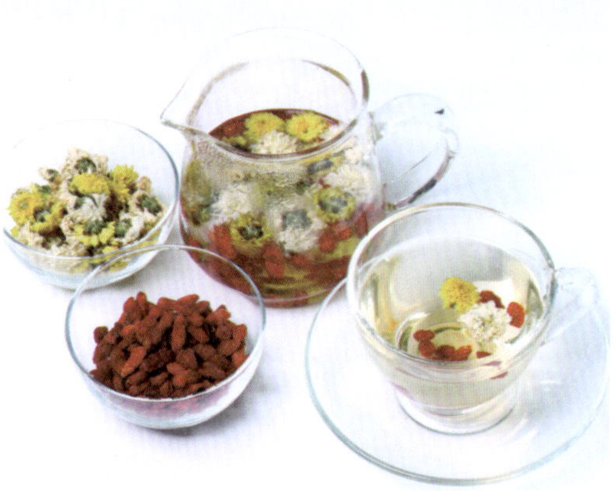

大量饮用你喜欢的零热量饮品。有人拥护花草茶，有人喜欢有气泡在舌尖跳舞的苏打水，但白开水不输给任何饮品。身体的水分很多来自我们的食物，因此断食的时候，必须摄取比平日更多的液体来弥补。可以用尿液来观测，尿液应该分量充足、色泽浅淡为不缺水。尽管一天喝八杯水的建议并没有充足的科学依据，但摄取足量的水分却是必需的。嘴巴干是脱水的征兆，因此在身体抱怨之前喝水吧！而且，喝水是安抚饥饿的速效方法，至少能暂时填饱肚子。

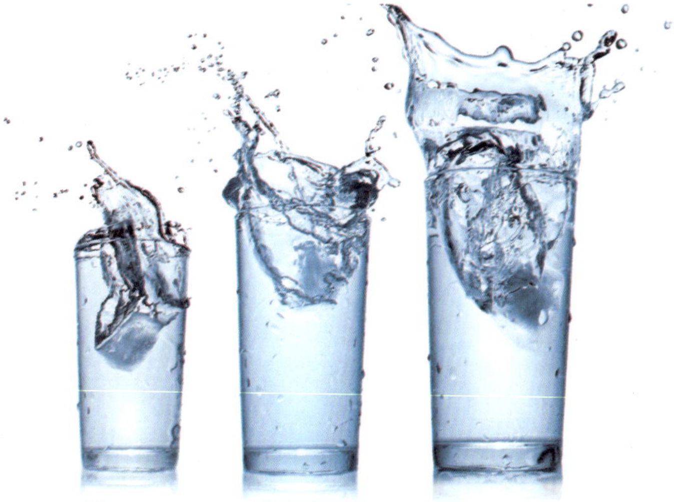

不要认定体重会天天往下滑

如果哪一周的体重未变，就提醒自己即使体重不往下掉，照样可以得到健康的效益。记住你轻断食的初衷。轻断食不仅是为了能穿上小尺码的牛仔裤，也是为了得到轻断食改善健康的长期效益，如公认的减少疾病风险、提高记忆力、延长寿命。将轻断食视为身体的养老计划，你的看法会更务实。

计划要弹性且宽容

轻断食的计划务必充满弹性且宽容，必要时打破规矩也没关系。没有你必须赶着抵达的终点线，因此对自己宽容一点，让断食变得有趣。假如生活里只剩下郁闷，谁还想长命百岁？

监督减肥进度会让你更有信心

对任何减肥计划而言，监督都是一个非常重要的环节。研究结果也显示：自我监督的轻断食者成效更高。你感觉到穿起衣服后更好看了，会让自己感受到自身体重的变化，但你每周还是要称体重、量腰围与臀围，并详细记录结果。

自我监督

◆ 体重可能每天都有变化，在1～2千克范围内浮动。因此，每天量体重并不是一个好主意，因为这会使你无法准确看出整体的进步。

◆ 一天当中的体重也会有变化。因此，最好在每一天的同一个时候量体重与其他数值（理想是，早上起来后测量，因为人体在一天将尽时通常比较重），而且要在餐前量。

◆ 请使用同一组可靠的度量衡。不要把站立式体重计放在不平或柔软的表面（如地毯）上。

◆ 量体重时把衣服和鞋子脱掉，或是仅着轻便的衣物就好。

◆ 量腰围与臀围时要在不穿衣服时量，因为有些衣服可能会束得太紧，因此量出的数值不准，甚至会造成误导。

◆ 若是女性，经期快来时因为体内有液体滞留，体重会较重，腰围也会较粗。

◆ 轻断食那两天会减掉水分。因此，建议你每星期在要开始轻断食之前先量体重，而不要在之后量。如果在那两天刚结束之后马上去量体重，你会得出较小的数字，因为你减去脂肪的同时，也减掉了水分。

第九节 断食期适当运动

复食后体重可能会反弹，但只要活动得当，这一情况就能得到控制。5：2轻断食法受试者证明，就算过去从不运动，现在开始做也可以把体能活动变成生活常态。

运动帮你减重的同时保有肌肉

如果是自行设计的轻断食计划，一般人一开始通常会减少活动量。研究显示，人们轻断食时的活动量大约会减少40%：你越少动，需要的热量就越少，让你更难减肥。多动一动，将会扭转身体适应效应，可助你减去更多体重并增进健康，让你看起来、感觉起来都更美好。

减重

减肥时，因为身体维持运作所需的热量减少，新陈代谢率也会跟着下降。运动不仅可以克服这个问题，还能燃烧更多的热量，助你继续减肥。光是运动无法甩掉多余的赘肉，必须由轻断食搭配运动才能产生很好的效果。研究显示，只运动、不轻断食的人仅减掉1.4千克；仅轻断食、不运动的人减掉7.5千克；但真正的赢家是同时轻断食也运动的人，他们可以减掉9.5千克。

仍能保有燃烧热量的肌肉

人减肥时会流失脂肪和肌肉，但运动可以让肌肉的流失减半。试验证明，如果你减掉了8.6千克，若无运动，那么其中有2.7千克是肌肉；若有运动，则只会流失1.4千克肌肉。肌肉对于燃烧脂肪很重要，因为肌肉燃烧的热量比脂肪多7倍。人体老化的效应之一是肌肉的流失，若轻断食时搭配运动，就会减缓老化的速度，让肌肉流失的过程慢6年。

身体天生喜欢运动

人的身体天生就需要运动。身体缺乏运动，骨骼和肌肉就会衰弱，心肺运输血液的效率就会降低。多多活动则可以提高免疫功能，有助于防止病毒感染，还能对抗感冒。运动过后的24～48小时内，就可以降低血压、增进胰岛素效能，并减少血液内的有害脂肪。一周运动150分钟（相当于一天运动半小时）可以降低患Ⅱ型糖尿病的风险，心脏病与中风的风险也会下降30%。

一般认为，运动的健康效益和戒烟一样大。多多运动（一周3～4小时），可以将乳癌与结肠癌的风险降低30%。此外，运动对骨骼和关节有益，可降低患骨质疏松与关节炎的风险。

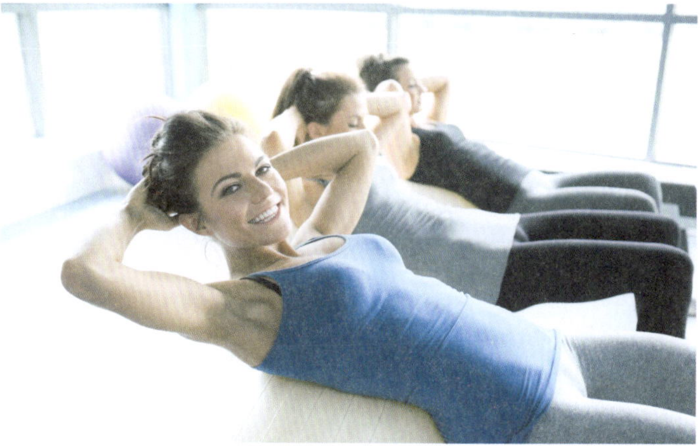

心情随运动而振奋

运动不仅能带来生理效益，也会让你精力充沛，提高睡眠质量，排遣忧郁情绪，并刺激大脑分泌让人产生愉悦感的化学物质，让你更开心、更放松。事实上，运动可以克服很多让人们暴饮暴食的因素，如压力、忧郁和情绪低落。

根据自身条件选择运动方式

如要减肥，你需要结合以下运动方式。

◎ 提高心血管效率的运动（有氧运动）：健步走、骑单车或游泳。这些运动可以使心跳加速，具有暖身作用。在运动过程中出现的轻微呼吸急促是正常现象。

◎ 抗阻力运动：利用耐力绳或自身体重来训练肌肉。

有氧运动

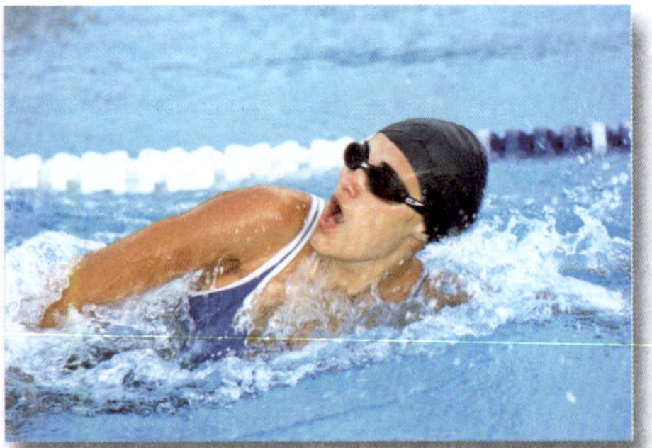

有氧运动会帮你消耗热量，增进体适能。有氧运动会降低心脏病与某些癌症的患病风险，有助于降低血压和胆固醇、燃烧体脂肪，同时也可以对抗压力。从事健步走或跑步这类运动，有益于维系骨骼密度，并可降低年纪渐长时发生骨折的概率。

抗阻力运动

抗阻力运动可以增加肌群，增加肌肉的强度和耐度。肌肉越多，新陈代谢率越高，就算是在休息状态下，也能燃烧更多热量，而且体型也会比较好看。抗阻力运动也有助于降低血压与胆固醇，并可改善胰岛素敏感度。支撑关节的肌肉变得更强韧，就能更好地维持骨骼强健与关节健康。拥有更强韧的肌肉，跌倒与受伤的机会也会变小。强健的肌肉还有助于改善身体平衡感。

灵活度运动

当人年纪渐长时，灵活度通常会跟着减退，但灵活度在日常生活中极为重要。如果你不够灵活，很多简单的事就做不到，如系鞋带或洗澡时搓背。灵活度是特别针对每一个关节或每一组关节，也代表这些关节周边能够活动的最大范围。如果你在体适能活动表中安排定期伸展，就能保持并强化身体灵活度，降低运动时受伤的概率。

运动目标

短期目标（前6个月），是要慢慢做到每周活动量达到150分钟的中度有氧运动，或75分钟的激烈有氧运动。激烈的活动比中度活动更能拉高心跳速度，燃烧更多热量。如果你不习惯运动，那就慢慢达成，也可以把以上运动量分割成几段比较短的运动时间。最新的研究建议，你每周只需要强烈运动几分钟，也对健康有益，只是无法大幅影响体重。不过，只要你每周的活动量达到建议量，5：2轻断食法就能发挥最大的功效。

中度有氧运动， 燃烧热量比休息时高3~5倍	激烈有氧运动， 燃烧热量比休息时高至少6倍
以每小时4.6公里的速度走路	快走（平路每小时7.2公里，上坡每小时6.4公里）、慢跑（每小时6.4公里），速度也可更快
除草	伐木
打羽毛球	打壁球
跳舞	高冲击有氧运动
以每小时9.6公里的速度骑车	以每小时16公里的速度骑车
以悠闲的速度游泳	游泳运动（5分钟内在25米的水道中游10趟）

可以把运动量分成五段较短的运动时间（5次30分钟中度有氧运动，或5次15分钟激烈的有氧运动）；也可以时间长一点，但频率低一点（上述运动时间不包括暖身及缓和运动）。如果你决定运动久一点，试试看一周运动3次，运动后带来的某些重要健康益处（如降低胆固醇），仅在运动后48小时内有效。你可以结合中度与激烈的运动，根据自己的时间表改变运动量。例如，比较忙的时候，可以慢跑15分钟，而有时间的时候，也可以游泳1小时。

长期目标（开始运动6个月之后），是每周从事300分钟中度运动或150分钟激烈运动：只有达到这样的运动量才能辅助你减肥，并不会让你复胖，同时还可以保有额外的健康益处。

除了有氧运动之外，每周也要加入2次或3次强化肌肉抗阻力运动及2次或3次的灵活度运动，以减少受伤的风险，同时尽量保有运动动力，可以把这些运动结合在一起。每次运动时都要热身与和缓，可顺便做伸展，你也可以在每周的运动方案中加入几次耐力训练。

请仔细思考你要达成的目标。更重要的是，你要确定自己面对的现实条件。运动必须是可做到、很享受而且负担得起的，还要能融入你的生活。

哪种运动最合适

如果刚开始运动，从健步走开始一定不会错。健步走是最好的免费运动。如果关节或呼吸道方面有问题，游泳是很好的选择，但它无助于维持骨骼健康。骑车是一种对关节有益的非负重性运动。骑斜躺车时，大腿朝前方，和身体成90度角，对于有背痛或肩膀酸痛等问题的人来说有较好的效果。跑步或慢跑也是很好的免费运动，但会拉紧膝关节和髋关节，在坚硬的表面上跑步时冲击力尤其大，这时则需要穿戴优质的护具，以保护关节。

如果你觉得很难维持高昂的动机，运动课程可以提供不同的运动类型与很好的社交环境，适用于刚开始运动者。如果你的自我意识太强，不想出去上课或者不想穿泳衣，你可以买运动DVD，或先去图书馆借影片来看，从而试着找到最适合自己的运动模式。

不管从哪里开始，关键是自己一定要坚持。很多定期运动的人也跟你一样，生活十分忙碌。差别是，他们把运动当成优先要做的事情。建立起运动习惯约需要

3个月，因此，请把运动排入日常生活中。可以试着删减掉一些静态活动（如看电视），这样就可以把运动纳入日常生活中了。

找出一天当中最适合运动的时间。早起运动，有助于一天充满活力。不过因为早上人体体温较低，会增加运动伤害的风险，所以，一定要适度暖身。如果你在下午或傍晚运动，通常可以多做一点，因为此时肌肉比较温暖，运动起来也会轻松很多。

在户外运动好处更多，尤其是夏季那几个月，多多接触阳光，可促进维生素D生成。

设定目标

可以订下一些短期、长期的运动目标，让自己更清楚运动的目的，并追踪进度。

◎ 要具体。专家都认同，能成功养成固定运动习惯的人，都订有具体目标；光是决定“要健康”或“要多走路”并不够具体，也无法成功。试着针对特定的活动订下目标，明确要达成的运动距离与时间。

◎ 要能达成。要有企图心，但也要务实。如果很快就达成目标，你总是可以订下新目标。

◎ 替自己订下期限。一定要给自己订下务实的达成目标期限。你可以把目标细分，变成更能妥善管理的小目标。

◎ 跟自己订契约。写下你想达成的目标与理由，你计划如何达成及其他人如何协助你。多列印几份契约副本，贴在家中各处。可以告诉别人你的运动目标，一旦别人听说了你的计划，你就比较难放弃，也会让别人做好鼓励你的准备。

◎ 安排你的运动时程。制订出运动时间，并严格遵守；提早30分钟起床，把30分钟的看电视时间变为运动时间。

打造良好的运动方案，以降低发生运动伤害的可能性。穿着宽松、舒适的衣着，选择足弓支撑性佳的运动鞋，如果你选择的是健步走或慢跑，特别要注意。

运动前温和地热身，运动后慢慢地舒缓，以防止运动伤害并协助身体的适应与恢复。

在开始与结束训练时一定要做一些伸展运动。

不要运动过度。运动过度的信号包括恶心、想吐、头晕、头重脚轻和胸闷胸痛。

如果天气太冷、太热或你觉得不舒服，不要在户外运动。

运动前不要吃大餐，餐后至少要一小时后才运动。

大量喝水。

热身运动

替关节做好运动准备，有助于减少关节磨损与拉扯。你可以原地踏步，做一点活动关节的运动，让心跳加快，身体做好运动准备。开始运动时要注意自己的姿势，运动当中也要时时保持正确的姿势。站直，微微将腹部的肌肉往脊椎方向拉，让腹肌动起来。双眼向前看，肩膀向下放松，然后把两边的肩胛骨一起拉起来，把肩膀打直，双脚并拢。膝盖不要打直，放松，稍微前弯。要温柔、顺畅地完成这些动作，不要在关节上施力，逼迫关节超越极限，或在很不舒服的状态下做运动。重复每一种关节活动，运动6～10次。

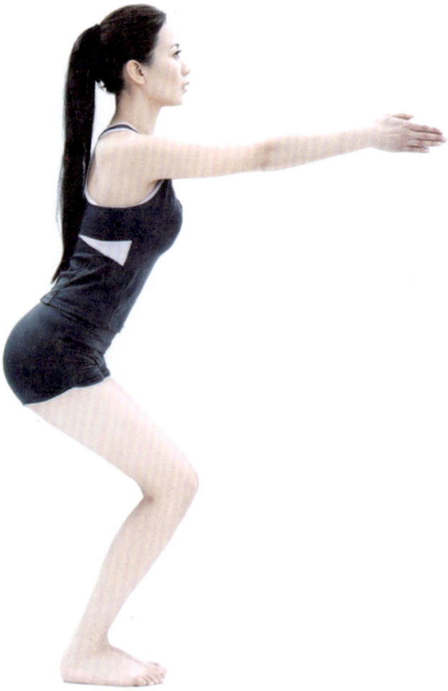

关节	活动	说明
头、颈	侧向	头侧过一边，把耳朵压向左肩，然后回到中间位置，之后压向右肩
	转向	转动头部，尽量往左边看，然后回到中间，之后再往右边看
	收下巴	头往下拉不要倾斜，下巴向下收
肩膀	耸肩	把肩膀往耳朵方向拉起，然后放松
	转肩	双臂垂摆在两侧，转动肩膀，先把肩膀往耳朵方向抬起，然后放松，放下，转圈
	手臂绕圈	转肩运动，把双手放在肩膀上，然后绕圈，就像用手肘在画圈一样。之后把双臂展开，打直，继续绕圈
胸椎	转动驱赶	臀部朝前，仅转动身体的上半部，肩膀和头部在转动时要成一条直线，先转左侧，再转右侧
腰椎	侧弯	保持直立，就像被夹在两片玻璃中，站稳身体侧弯，先向左弯，再向右弯
腰椎与臀部	臀部绕圈	臀部画圈，先顺时针画，再逆时针画
脚踝	脚前点后点	脚部不要用力，脚尖向前点地，然后脚跟推回来，脚尖向后点回来

和缓运动

运动速度要缓缓减慢，要花4～6分钟舒缓，以帮助心跳速度和呼吸回到正常水准。如果骤然停下，不做任何和缓运动，很可能会觉得想吐或头晕。随着你越来越健康，身体的准备会越来越充分，回应动作的改变，心跳速度也会更快恢复正常。重复做暖身伸展运动，并且将暖身伸展运动当做和缓运动时每个动作要维持60秒，以协助强化灵活度并防止僵硬。

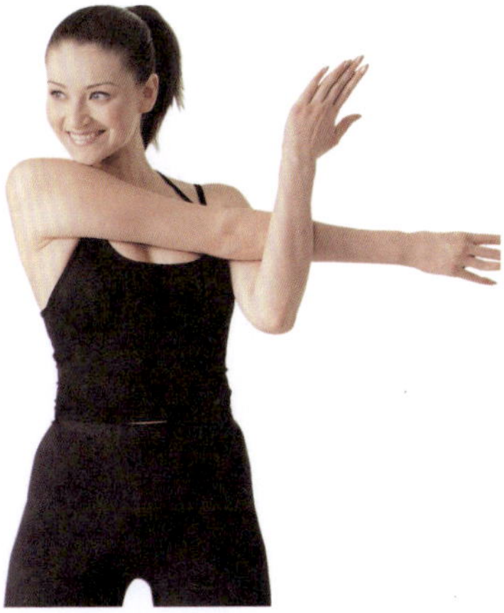

有氧运动

如果你刚开始运动，那么无疑地，健步走是最廉价、最轻松，也是最安全的健康运动。开始时慢慢走，你的目标是要达到特定的速度。用这个速度走路很舒服，但又会让你觉得微微发热，虽然有点喘，但也还能说话。规划出一条环形且安全的健步走路线，平路比较适合。不要过于担心距离的问题，随着体能越来越好，你将能在同样的时间内走更长的距离。而且健步走是一种非常安全的运动形态。

监督心血管系统的进步

监督自己的运动进度很重要，这样才能确保运动的强度适当，而且是在以安全的方式运动。

“说话测试”可以核查你的体能活动量是否恰当。你运动时应该会有一点喘，但是仍能和别人对话。如果你很辛苦才能说完一个句子，就代表运动过度，需要慢下来。

运动自觉量表是一套0～10分的量化计分表（1分代表最低强度，10分代表最高强度），可以用它来衡量感觉及确定应该加速体能训练或是应该慢下来，以调整到适当的强度。

- 0分：完全不费力
- 1分：稍微费一点力
- 2分：稍微费力
- 3分：有点费力
- 4分：中度费力
- 5分：蛮费力的
- 6分：费力
- 7分：很费力
- 8分：非常费力
- 9分：极为费力
- 10分：要费九牛二虎之力

当你至少到中等强度运动时（上面所列的4～5分），从运动当中获得的益处最大。如果你太省力就可以加快速度，先试着在运动期间都保持这样的强度。如果你很辛苦，请调慢速度。先在健步走时练习使用这套系统，之后再用在你其他运动之中。这套系统除了能让你维持进度之外，也能帮你监督自己的进展。随着体能越来越好，当你走同样的路线时，你就会觉得越来越轻松。

抗阻力运动

你的目标是增进身体的肌肉量，并提升肌肉的耐度和强度。如果要做耐度训练，你需要用到较轻的重量或较小的抗力，但要多次重复动作。如果要做强度训练，你需要用到较重的重量或较大的抗力，但重复次数较少。

以下是一套抗阻力运动，适用于任何体能的人。一周做两三次，将有助于正在减肥的你保住肌肉群。在做抗阻力训练之前与之后，务必做暖身运动与和缓运动。

◎ 当你拉紧肌肉或放松肌肉时，动作都要慢，而且要受控制。

◎ 重点在于呼吸。施力时要呼气，放松肌肉时要吸气，就像做伸展运动时一样，当你把注意力放在某种运动上时，千万不要憋气。

◎ 检查自己的姿势和平衡。站在镜子前面做，要站直，想象一下你的头顶上有一条线把你往上拉，肩膀放松、放下，体重平均落在双脚上，双脚打开，与臀部同宽。良好的姿势可以帮助背部与腹部的重要核心肌群发挥自己的作用。

◎ 这些运动不应造成伤害或让你觉得不舒服，若出现这种情形，请停止！

◎ 手肘不要完全打直锁死，膝盖不要伸直，不要过度伸展关节。

◎ 请熟悉这些术语。运动规划方案常常会提到“组”及“重复”，如“做一组重复10次”肱二头肌弯举的动作，指的是要重复弯举肱二头肌10次；而“做两组重复10次”的动作，指的是先重复10次，停一下或休息一下，然后再重复做10次。

运动	第一周	第4周	第8周
半蹲	做一组，每组重复10次	做两组，每组重复10次	做三组，每组重复10次
肱二头肌弯举	做一组，每组重复10次	做两组，每组重复10次	做三组，每组重复10次
跨步	做一组，每组重复10次	做两组，每组重复10次	做三组，每组重复10次
肱三头肌伸展	做两组，每组重复10次	做两组，每组重复10次	做三组，每组重复10次
平板式	做两组，每组重复10次	做两组，每组重复10次	做两组，每组重复10次
伏地挺身	做一组，每组重复10次	做两组，每组重复10次	做三组，每组重复10次

你可以利用自由重量（如哑铃）、抗力绳、抗力球，或是任选市面上不同的健身器材。每2毫升的水重量为1克，因此，如果拿一个1000毫升的矿泉水瓶装满水，你自制的器材重量就是500克。如果要增加重量，可以将矿泉水瓶里装满沙子。如果你开始需要更重的重量，可以购买一套器材。乳胶制抗力绳的不同颜色代表不同的密度。密度越大，越难拉开，产生的抗力也越大。抗力绳可以用在很多运动上，如肱二头肌弯举：把抗力绳平放在地板上，用脚踩住绳子中间，两只手分别拉起抗力绳的一端，接下来，就可以利用绳子的抗力来做肱二头肌弯举。不要把绳子缠绕在手上，这样会阻断血流。如果你用自己的体重来做抗阻力训练，如伏地挺身，一定要从最简单的位置开始做，如先从四肢着地撑起开始做起，然后进步到变成双脚脚趾着地。

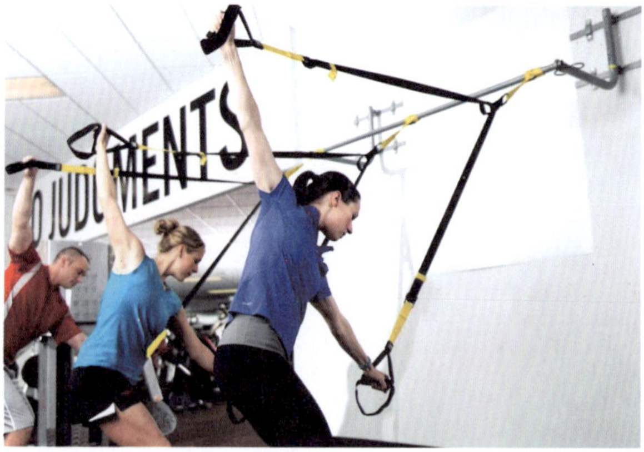

12周后适时做出调整

你可以连续3个月实行同一套运动方案，让身体有时间去适应，达成每周做300分钟中度有氧运动或150分钟激烈有氧运动的目标。其实，你不一定要做同一套运动课程，只要达到同样的运动量，且强度相同即可。那么，如何保持高昂的运动动机呢？

改变常规

每6～8周变动一下你的运动项目，以免无聊并避开体适能停滞不前的高原期。如果一直从事相同的运动，身体就会习惯，这项运动就再也不是挑战了，体适能也就不再有进步。例如，如果你的运动是健步走，你可以加入上坡路，或是去找一条新路线；如果你的运动是游泳，就变换不同的姿势，或是在每周时程表上加入另一种完全不同的运动方式。如果你是健身房的会员，每3个月请教练为你设计一套新的运动方案是最好不过的。

寻找新挑战

学习新技能总是会让人觉得全身充满力量。因此，如果现在你对自己的身体更有信心，去学学跳舞会让你更加自信愉悦。或者，重拾过去常做的运动，或是念书时你最热衷的运动。

衡量自己

腰围、臀围和胸围是身体最明显易量的部位，但你或许也还追踪上臂围或大腿围的变化。量一量腰围，看看你有没有减掉腹部脂肪。

记录变化

相机不会说谎。因此，最好的记录就是拍一些“减肥前”和“减肥后”的照片，帮助你追踪进度，并让你聚焦在运动计划上。身体上明显的改变，会让你更愿意将运动坚持下去。

稍稍动一动

当你倍感压力或真的精神不佳的时候，试试运动，哪怕只是10分钟，你仍能从中获得健康益处。

要有弹性

如果健身脚踏车坏了，不要想着等修好之后再继续。你可以设法做一些不同的运动。如果你某一周事情很多，难以挤出运动时间，那就试着在更短的时间内做更激烈的运动。

监督你的健身状况

如果你觉得自己可能会忘记运动的时间，请设置闹钟提醒，借此监督自己。

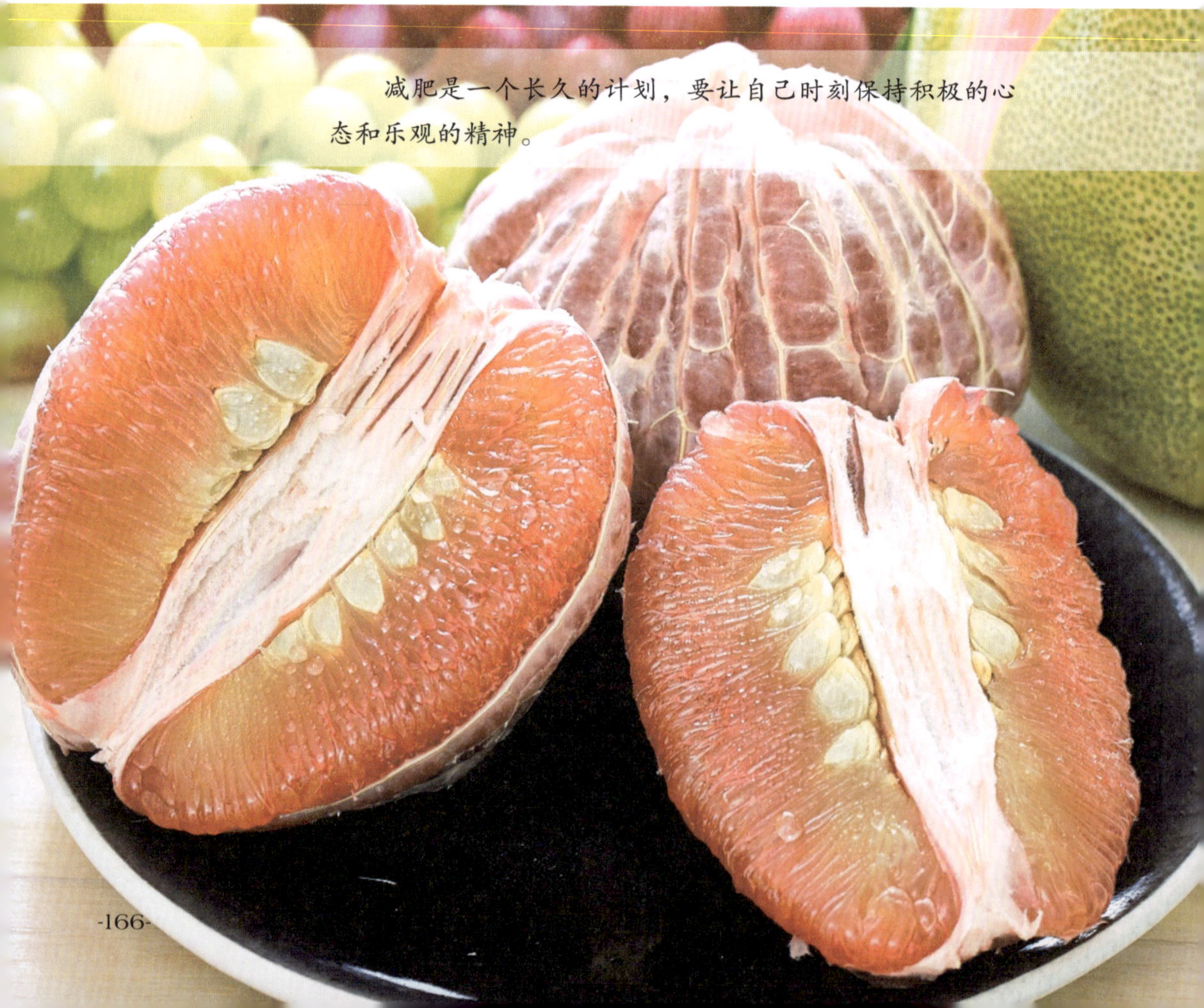

减肥是一个长久的计划，要让自己时刻保持积极的心态和乐观的精神。

许诺

可以试着去参加游泳、跑步或骑自行车活动。或者，当你达成个人体适能目标时，你也可以通过购物或者阅读来奖励自己。

改变运动方案

如果你知道这个月会很忙，或者你无法确定未来一段时间的运动时间，可以考虑改变做法，着重在运动的强度，而不是频率。如果你一向都是做中等强度的运动，可以提升强度变成激烈运动，然后减少运动的频率。利用这种方法，你还是可以用一半的时间完成建议的运动量。

奖励自己

每几周替自己设定较小的目标，如走得更远、更快，或多加5分钟路程。当你达成目标时，好好奖励自己，但奖品可不是食物或酒精。

使用计步器

计步器是一种很好的工具，可用来追踪你健步走的进度，或是衡量某一天内你还有多少该做的运动没做。每一个人的目标，应该设定为每天走7000～21 000步，其中至少有3000步是快走。

计步器的运作原理是感应当你跨出步伐时身体产生的力量。你可以把计步器戴在手腕上，机器就会帮你合计你这一天走的总步数。因为计步器感应的是力量，所以，请注意，机器也会记录不属于走路的活动，如开车时碰到防超速障碍时身体的律动。请选择可靠的机器并确认走路时你的计步器没有滑掉或转向，否则记录可能不正确。

要验证新的计步器是否能正确计步，请试着行走50步。有些计步器会帮你估计燃烧的热量及走过的距离。但这些估计值并非专门为你量身打造，因此并非可靠数据。如果你想要衡量燃烧的热量，去找一台可以输入体重、身高、性别的计步器。如果想要知道你走了多少距离，就找一台可以输入步距的机器。有些公司把计步器设计成可以连上手机或音乐播放器（有时候可以像臂环一样戴起来，或是挂在训练器材上），有些则可以连上电脑，因此你可以下载每天走了几步，追踪你的进度。

◆ 固定运动时间和运动量可以强化5：2轻断食法的效益，可多燃烧热量并保有能燃烧热量的肌肉。运动也有助于预防心脏疾病、Ⅱ型糖尿病和多种癌症，更能提升人体活力。

◆ 在开始执行运动方案之前，请务必确认你的体能特征适合运动。如果有所疑惑，请征询医师。

◆ 要想有益健康，你需要每周做150分钟的中度运动，或75分钟的激烈运动。若要减肥并同时增进健康效益，你要慢慢做到每周能做300分钟的中度运动，或150分钟的激烈运动。

◆ 你的目标是每周要做2次或3次强度训练运动。

◆ 每周试着做两次可以强化灵活度的运动。

◆ 很重要的是，要结合有氧运动与抗阻力运动，以强化肌肉。并多做伸展运动以增进灵活度。

◆ 你可以把运动总时间分成长短不一的时间段，可以每天运动，也可以降低运动频率，但最理想的状况是每两天至少要运动一次。

◆ 每一次运动时务必要做暖身运动与和缓运动，这有助于避免运动伤害。

◆ 一旦你养成运动习惯，请为自己订下新目标与寻找新挑战。

第七章 复食时应注意的问题

第一节 有效控制食欲

断食是为了排出体内的垃圾和毒素，帮助调养身体，获取身心的健康与平衡。通过断食，人体的各内脏器官，以及某些受损的机体组织，都能够得到改善和修复。所谓“辟谷容易复食难”，是指初次尝试断食的人，通常很难渡过复食关。有的人甚至在断食一结束，身体还没有完全恢复时就开始大吃大喝，结果引起腹泻、胃肠胀气、胃痛等问题，因此要有效控制食欲。

保护肠胃系统

断食过程中，肠胃消化系统几乎处于半休息或休息状态。所以，一旦开始恢复饮食，就需要逐步唤醒肠胃，让肠胃再次慢慢适应饮食。如果在断食结束后就开始大吃大喝，正处于休息状态的肠胃突然被施加超负荷的食物，一时半会儿难以适应，就会强行启动能量系统进行超负荷工作，结果就特别容易受到伤害。

复食期间大吃大喝特别容易伤及肠胃，还有一个原因就是在断食期间，因为身体停止摄入富含蛋白质、脂肪、糖类之类的固体食物，所以，肠胃中负责把这些食物分解成小分子的消化酶的分泌量会大量减少。在复食期间，人体内的消化酶仍处于不足状态，在这种情况下，如果立即大量食用高脂、高糖、高蛋白食物，那么人体对这些食物就很难消化吸收，于是，它们会全部转化为脂肪，重新被储存进人体的脂肪库中。

另外，在断食期间，人体在排宿便的同时，也会把大多数陈旧的肠道黏膜排出去，此时，肠道就需要一定的时间分泌出新的黏膜来保护肠道。所以，如果复食期间肠道没有完全恢复就大量吃肉，那么肉食在肠道中发酵后产生的毒素就会直接与还没有受到黏膜保护的肠道接触，使毒素轻易进入人体血液中，再经过血液循环系统进入人体各内脏器官组织之中，对机体组织造成损伤，严重的甚至会致病。相反，在复食期间大量进食蔬菜和水果，在清洁肠道的同时，还能够刺激肠道分泌黏膜保护肠道。

断食会促使体内脂肪燃烧，帮助人体重新调节新陈代谢系统，有良好的减肥效果。在断食结束后，如果复食做得好，体重不仅会持续下降，皮肤也会变得光滑细嫩。但如果此时大量进食，身体的排毒效果就会大打折扣。

按摩穴位控制食欲

复食期间绝对不能过量进食。经过断食后，食欲可能很强烈，但为了保证断食的效果和身体的健康，仍然需要强迫自己控制进食的欲望，逐渐缓慢增加食量。那么，怎样才能有效控制食欲呢？其实在中医里，有许多值得人们尝试的办法。

中医认为，人的耳郭上有几个穴位是与大脑中控制食欲的部分相连的。在复食期间，每天有规律地按压刺激这几个穴位，有助于控制食欲，巩固断食的成效。

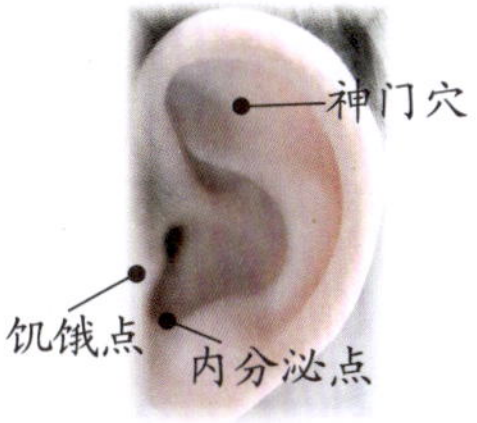

步骤1：在人的左、右耳郭上各有一饥饿点（耳穴中胃的反射区，在耳轮脚末端），每天早、午、晚分别用食指的指腹按压左、右耳的饥饿点，有助于缓解饥饿感。每次按压时间为1～2分钟。饥饿感特别强烈，食欲特别旺盛的人可以适当增加按压次数，延长按压时间。

人之所以会感到饥饿，是因为肠胃向大脑中控制食欲的下丘脑发出了“我饿了”的信号，此时人就会有进食欲望。按压耳郭上的饥饿点能阻止肠胃向下丘脑传递饥饿的信号，所以有助于控制人体的饥饿感。

步骤2：在左、右耳郭上各有一处内分泌点穴（位于耳甲腔底部）。每天早、

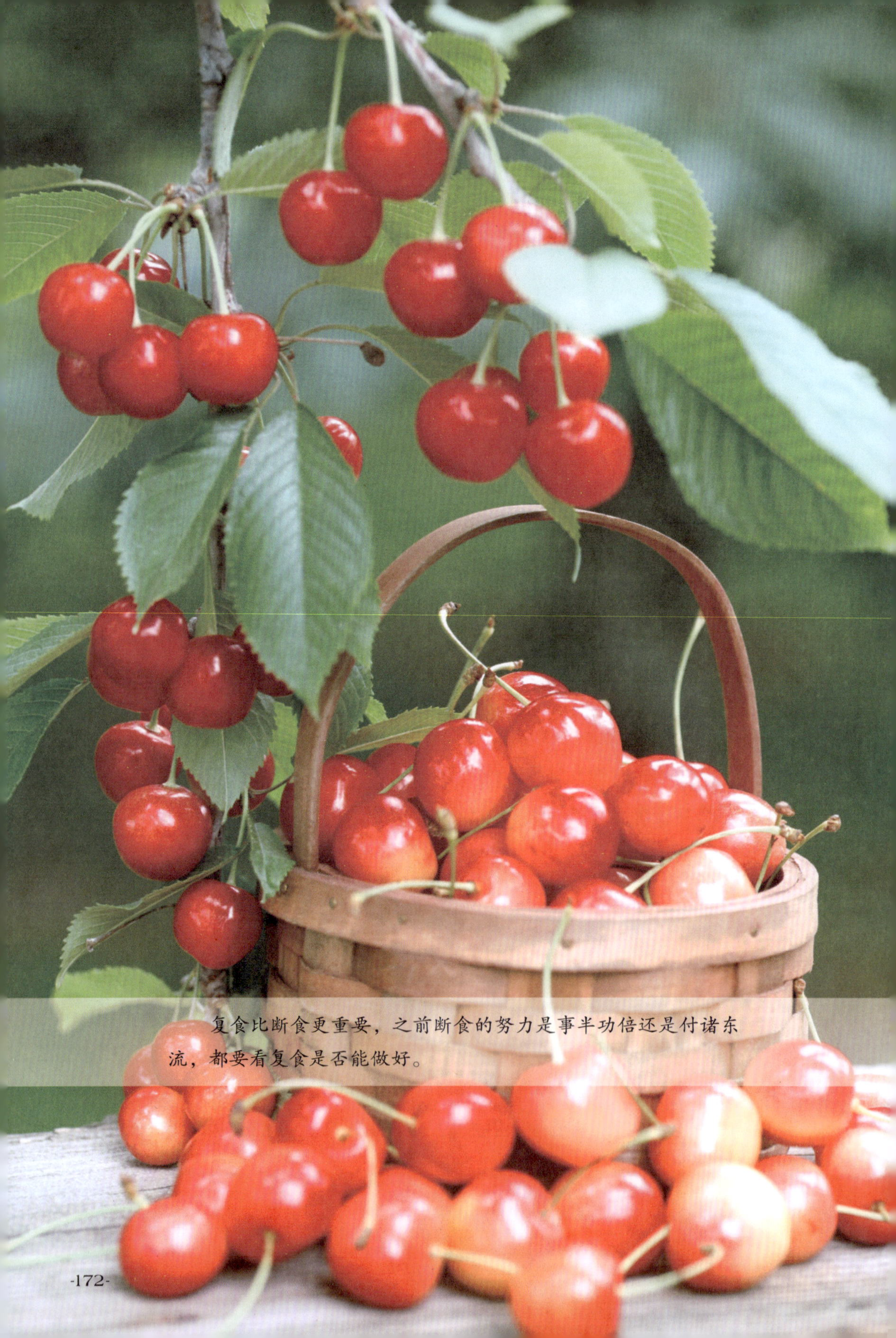

复食比断食更重要，之前断食的努力是事半功倍还是付诸东流，都要看复食是否能做好。

午、晚，分别用拇指和食指的指腹捏紧左、右耳上的内分泌点穴，捏1～2分钟。进食欲望特别强烈的可以适当增加按捏次数和延长时间。

有时候，人体过量进食并非因为饥饿，而是由于压力过大。例如，在情绪紧张、沮丧、心神不安时，特别容易过量进食。而按压神门穴（三角窝内对耳轮上下脚分叉处稍下方）有助于安抚身心，缓解人体的紧张情绪，从而使刺激食欲的神经得以放松，避免在压力下过量进食。

复食也一样。复食同样容易给人体造成压力，导致人体食欲增强，所以有规律地按压神门穴，能有效缓解压力感，从而控制食欲。

步骤3：在人体左、右耳的耳郭上各有一处内分泌点。每天早、午、晚，分别用食指敲打左、右内分泌点各60下。饥饿感特别强烈的人可增加敲打穴位的次数。

人体产生的某种激素也能够导致人体产生饥饿感。而按压内分泌点能促使下丘脑传达出信号，抑制这种激素的产生，同时促使另一种能够让人体产生饱足感的激素分泌。

除了按摩穴位，还有以下一些方式也有助于缓解复食期间的饥饿感，帮助控制食欲。

想吃的时候先喝一杯水

水能够帮助撑起胃部空间，减轻人体的饥饿感，从而缓解人体进食的冲动。

系紧腰带，活动四肢

把腰带系紧能够增加腹部的压力，减少胃部的空间。活动四肢，如做伸腰运动、踢腿运动等，有助于转移注意力，使食欲得到缓解。

增加生活压力

适当的压力能够促进脑内交感神经素的分泌，而这种激素能有效抑制食欲，促进人体脂肪燃烧。所以，在复食期间，尽量给自己找些事情做，把每天的日程安排得充实一些，有助于降低食欲，巩固减肥的效果。

喝一杯咖啡或者绿茶

如果实在控制不住食欲，可以选择喝一杯咖啡或者绿茶。因为咖啡中含有咖啡因，绿茶中含有儿茶素和茶多酚，这些物质都能够促进人体的新陈代谢，提高身体的产热作用，有助于控制进食和减肥。

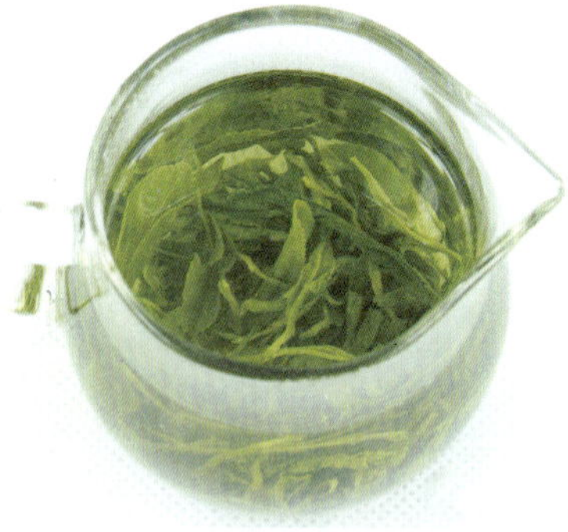

在餐前吃点儿水果或者糖

餐前稍微吃点儿水果或者糖，有助于增加饱腹感，降低食欲，避免进餐时吃太多。

最后，需要提醒的是，在复食的过程中，尽量避免吃花生、瓜子、腰果、核桃等食物，也尽量不要喝酒和含糖的饮料。每餐进食时，可以先喝汤再吃菜，最后吃肉食和米饭，并且在进食过程中一定要细嚼慢咽，避免狼吞虎咽。

第二节 复食要循序渐进

复食一定要循序渐进，那么复食期间应该如何安排饮食和生活呢?

在复食的第一阶段（第1～2天），饮食从稀到干，从软到硬，从少到多，从简到繁。大量喝水，清淡饮食，提早就寝。每餐饮食三至五分饱即可。因为此时人体内脏及各器官均处于脆弱状态，所以宜心态平和，以素食为主，饮食尽量无盐、无糖、无油，忌牛奶、饮料、肉类、油炸烧烤等食品。可以饮用水果蔬菜汁或者清汤，如苹果汁、西瓜汁、绿豆汤、红豆汤等，饮食的浓度及分量可以逐渐增加，让在断食期间变得脆弱的肠胃慢慢适应。

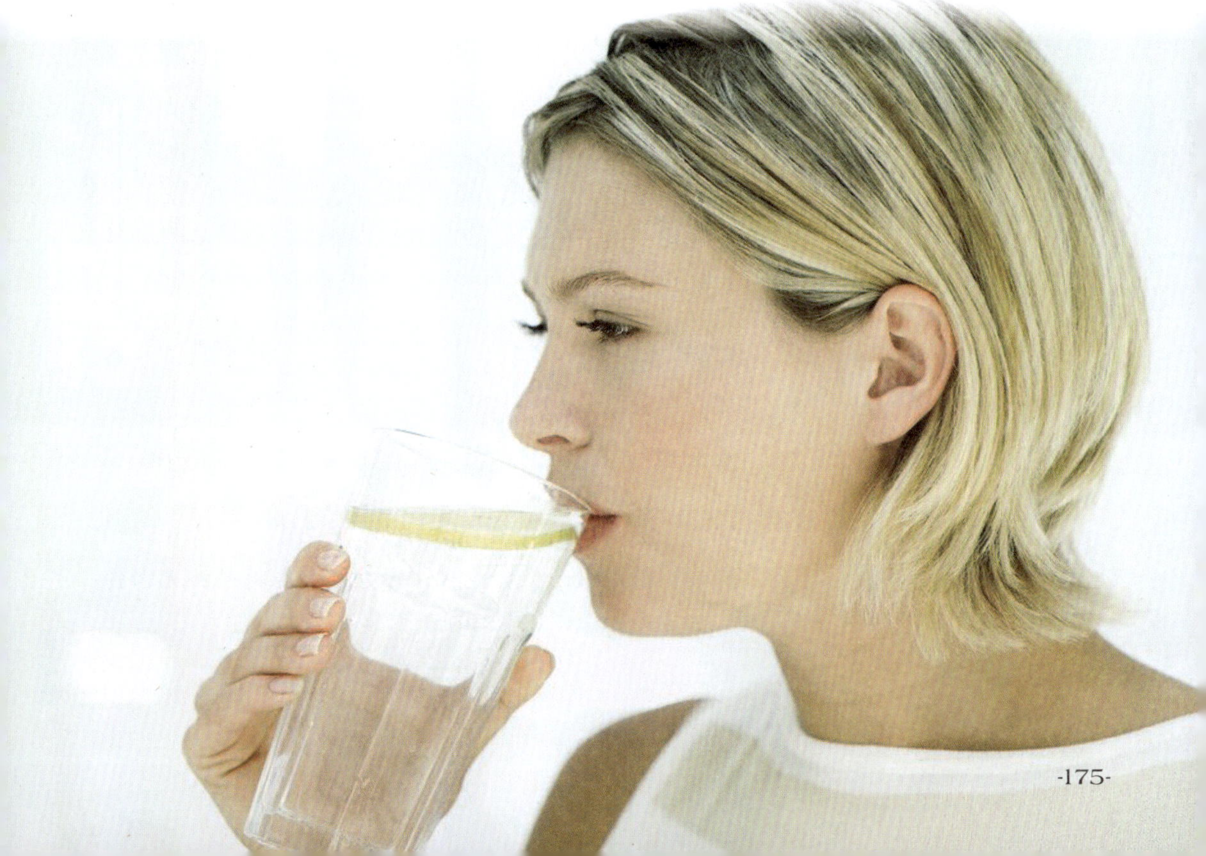

在复食的第二阶段（第3～5天），继续吃复食第一阶段的饮食。每餐饮食吃五至七分饱即可。可以少量摄入盐和糖分。因为盐能使人体内的水分滞留，容易伤害咽喉，引起水肿，而糖则容易伤肝，所以都不宜多食。可以进食一些半流质食物，如地瓜粥、糙米粥、小米粥、燕麦粥，以及菇类、蒸番薯等。红薯能够有效促进肠道蠕动，是一种很好的排毒食物，可以在蒸熟后食用。

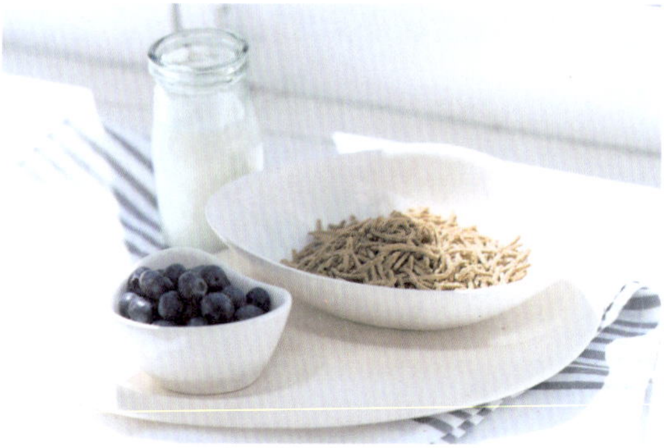

在复食的第三阶段（第6～7天），不仅可以吃复食第一阶段和第二阶段中的食物，还可以进食一些比较坚硬的食物。每餐吃八分饱即可。不过，吃比较硬的食物时，一定要细嚼慢咽。不吃各种加工的及含有添加剂的食物，不喝含有各种添加剂及糖的饮料，因为这些食物中的添加剂等进入人体后都会成为毒素积聚起来。少食肉，多吃红薯、糙米、燕麦、薏米、小米、胡萝卜、青菜等食物，并且大量喝水，提早就寝。

复食期间，对食物的烹煮要尽量简单，调味要清淡，饮食也不宜太烫、太硬，每餐尽量少吃。刚开始复食时，不宜进食粗纤维含量多的食物。

专家建议，在复食期间，可以适当进食以下食物，先尽可能少量进食，再陆续加量。

紫菜：富含维生素A、B族维生素、膳食纤维、矿物质，有助于排出毒素和体内多余的水分。

芝麻：富含亚油酸，能去除血管壁上的胆固醇，促进机体的新陈代谢。

香蕉：脂肪含量低，富含钾，既能增加饱腹感，又能控制热量摄入。

苹果：富含苹果酸、钙，能促进新陈代谢，减少皮下脂肪，并有助于改善水肿症状。

红豆：含有石碱酸，能刺激肠道蠕动，促进排尿、排便，改善便秘，消减脂肪。

水瓜：含有蛋白质分解酶、果胶，有助于排毒，去除皮下脂肪。

西瓜：尽管甜，但实际上含糖量不高，而且有利尿作用，有助于排出毒素和体内多余的水分。

蛋：富含维生素B_1、维生素B_2等人体需要的基本营养成分，并有助于消减脂肪。

西柚：热量极低，并富含钾，有助于增强饱腹感，减少体内的皮下脂肪和水分聚积。

魔芋：不含脂肪，富含膳食纤维，能改善淋巴循环，消除水肿症状。

菠菜：能促进血液循环，平衡新陈代谢。

西芹：富含钙、钾，有助于补钙及排出体内多余水分。

花生：富含维生素和优质蛋白质。

最后，体质虚弱的断食者、属于酸性体质的断食者，以及营养不良或以前曾经大量服食西药的断食者，在复食阶段，可以继续服用米胚芽酵素、螺旋藻酵素等营养品为身体补充体能，帮助改变体质。

第三节 复食过程中的常见问题

复食期间，饮食量一定要适度，每天尽量少量多餐，定时定量，让肠胃能够逐渐适应。另外，在经过断食排毒后，身体的酸碱值会改变，会变得更喜欢吃蔬菜，此时人体气血畅通，食欲旺盛，可以多吃一些红薯、糙米、青菜、水果等食物。

不过，断食期间人体的胃酸分泌量会下降。复食期间，还没有足够多的胃酸帮助消化食物，所以此时进食宜少不宜多，多吃易伤胃。如果对饮食不能够有所节制，通常会在断食后一两个月罹患胃病，如胃下垂等。

复食期间，有的人可能会出现轻度腹泻。造成轻度腹泻通常有两个原因：一是对饮食不太适应；二是体内的毒素黏液排出。所以，轻度腹泻属于身体的正常反应，并不需要打针吃药，也不需要继续断食，通常过几天就会自然痊愈。

复食期间暴饮暴食，还很容易出现胸闷胸痛、胃痛腹胀、严重腹泻等症状。此时，需要严格控制进食量，饮食必须以清淡软烂的流食为主。

复食期间也有可能会出现便秘。此时，可以吃些熟香蕉（注意，香蕉一定要吃熟的，而不能吃没有完全熟透的。因为未熟的香蕉中含有鞣酸，这是一种具有收敛性的物质，会加重便秘症状。只有熟透了的香蕉才具有通便作用），喝些蜂蜜水有助于润肠排毒。

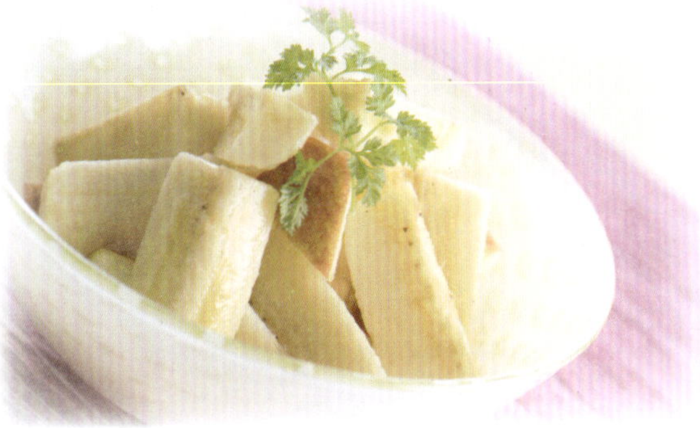

为了消减脂肪，巩固断食的疗效，复食期间还可以适当辅以穴位按摩。

在左、右耳的耳郭上各有一处胃点（耳轮脚下方内2/3处）。每天早、午、晚，分别用小指轻轻敲打胃点，能够帮助减少腹部脂肪的堆积。每次敲打穴位60下。断食者可根据自身情况，适当增加敲打次数。复食中，人体难免会感到胃肠胀气和消化不良，而这些症状同样可能引起腹部脂肪堆积。敲打刺激胃点，能促进消化激素分泌，增强人体消化能力，帮助分解体内多余的脂肪。

另外，在复食中，因为体力还没有完全恢复，人体的抵抗力比较差，所以，在这期间如果要洗澡、洗头，必须用热水，而且在洗完头和洗完澡后要马上用干毛巾擦干，并注意保暖，避免感冒、头痛。同时，也要避免剧烈运动。

第八章
轻断食过程中的饮食

第一节 轻断食的烹饪技巧

本章所列出的低热量、低GI值的叶菜类的分量可以随意提高。

叶菜一般不会吃到过量，如果仅为了填饱肚子，就选择叶菜。焗烤蔬菜很美味，但轻微蒸煮却最好。买一组蒸笼，将蛋白质类食物和蔬菜分层摆放蒸熟，健康又环保。

有些蔬菜在烹煮后更营养，有的则最好生吃。

烹煮会瓦解某些蔬菜（如胡萝卜、菠菜、菌菇、芦笋、卷心菜、青椒）的细胞结构，却不会破坏其所含的维生素。至于生菜，撕成碎片生吃就好啦。

断食日应该摄取低脂饮食，不是零脂肪饮食。

一小匙橄榄油可以用来烹煮，也可以洒在蔬菜上提味。断食日的食材应包括坚果及油脂较多的肉类，如猪肉。沙拉务必加上清爽的油类酱料，以便吸收脂溶性维生素。

柠檬或柳橙酱汁中的酸性物质可以让你从叶菜（如菠菜叶）中吸收更多铁质。

水田芥（西洋菜）加柳橙也是优异的组合，还可以撒一些芝麻、葵花籽或去皮的杏仁，以摄取一些蛋白质，并增加爽脆的口感。

永远用不粘锅以减少高热量的油脂。

如果食材粘到锅子上就加水，而不要加更多油。

食材准备好之后（去皮、切片、剁碎）才称重量。

这样做热量计算才会精确。可以买一台料理用的磅秤。

乳制品也包括在轻断食的菜单中。

选择低脂奶酪、低脂牛奶及低脂酸奶。断食日不要喝拿铁咖啡，拒绝奶油，这些都是热量陷阱。

避免食用淀粉含量高的白色食物，如面包、马铃薯、面条等。

选择GI值低的食物，如蔬菜及全麦麦片。选择糙米和藜麦当主食。另外，早餐吃燕麦粥的饱足感，会比玉米片更久。

断食日务必摄取膳食纤维。

苹果和梨要连皮吃，早餐多吃燕麦，叶菜更是多多益善。

尽量增添食物的风味。

辣椒末能让任何咸的菜肴更带劲。醋，包括意大利葡萄醋，可增加酸度。也可以加进新鲜的香草，几乎零热量，却赋予一道菜独特的风味。

蛋白质可延长饱足感。

务必选择低脂的蛋白质，包括坚果和豆类。肉类在烹调之前去皮、去除油脂。

汤是断食日的救星。

加了很多叶菜的清汤、味噌汤，是一种很棒的选择。汤给人饱足感，也是清掉在冰箱里渐渐萎黄的食材的好方法。

允许甜味替代品。

必要时可选择一些GI值很低的食物充当甜味剂，如龙舌兰糖浆。龙舌兰糖浆也是糖尿病人喜爱的甜味代用品。

第二节 女性轻断食食谱

第一种

早餐（596.4千焦）

约半杯低脂白奶酪（327.6千焦）

一只切片的梨子（168千焦）

一颗新鲜无花果（100.8千焦）

晚餐（1478.4千焦）

3～5片鲑鱼（100克，756千焦）

3～5片金枪鱼（100克，571.2千焦）

两小匙酱油（8.4千焦）

芥末酱（0千焦）

腌姜片（37.8千焦）

一只蜜柑（105千焦）

一日合计：2074.8千焦

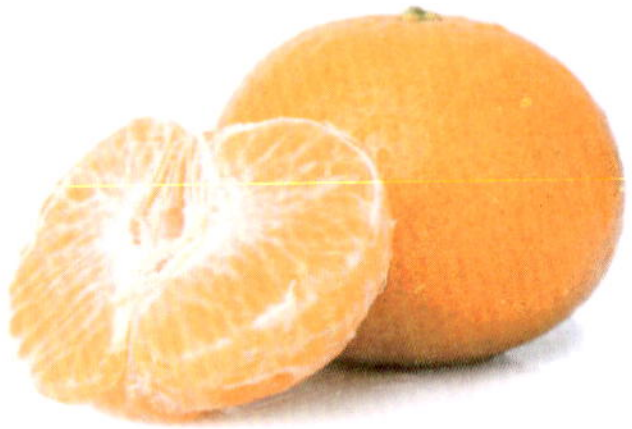

第二种

早餐（798千焦）

燕麦粥，40克水煮的燕麦碎粒（672千焦）

约半杯新鲜蓝莓（126千焦）

晚餐（1285.2千焦）

炒鸡柳（1180.2千焦）

鸡胸肉140克切成鸡柳（621.6千焦）。不粘锅加一小匙橄榄油（113.4千焦），加进一小匙姜末（8.4千焦）、一大匙香菜末（12.6千焦）、一瓣蒜头压碎（12.6千焦）、两小匙酱油（12.6千焦）、半只柠檬的汁（4.2千焦），将鸡柳炒到略微酥黄。食材粘到锅上的话就加水。

加进半杯去丝的荷兰豆（50.4千焦）、一杯半的卷心菜丝（109.2千焦）、两根去皮切成细条的大胡萝卜（151.2千焦），再炒5～10分钟，直到鸡柳全熟。必要时加水。

一只蜜柑（105千焦）

一日合计：2083.2千焦

第三种

早餐（525千焦）

一只小的水煮蛋（378千焦）

半个葡萄柚（147千焦）

晚餐（1558.2千焦）

素食辣酱饭（1558.2千焦）

一瓣剁碎的蒜头（12.6千焦）、去籽剁细的大红辣椒半根（12.6千焦），在不粘锅用一小匙橄榄油（113.4千焦）爆香。

加进一撮孜然粉、两只小的白蘑菇或一只大的白蘑菇切碎（12.6千焦），炒5分钟，粘锅时就加水。

加进200克番茄丁（134.4千焦）、200克洗净的菜豆（798千焦），焖约10分钟。

混入半杯煮熟的糙米（474.6千焦），与辣酱一起上桌。

一日合计：2083.2千焦

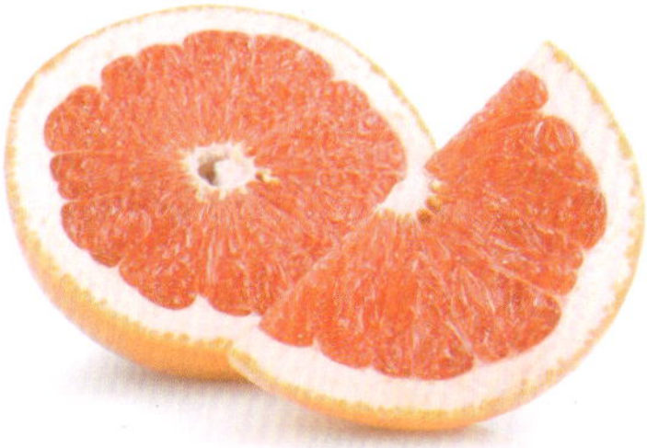

第四种

早餐（747.6千焦）

113克熏鲑鱼（554.4千焦）

一片原味饼干（147千焦）

一小匙半的低脂鲜奶奶酪（46.2千焦）

晚餐（1352.4千焦）

泰式沙拉（1352.4千焦）

将50克米粉（814.8千焦）泡在水中。

在碗中放进两大匙泰式鱼露（84千焦）、一只柠檬的汁（4.2千焦）、一小匙糖（67.2千焦）、葱花（21千焦）、剁碎的辣椒（4.2千焦），搅拌均匀。在碗中加入10只熟虾仁（126千焦），切成丝的两根胡萝卜（231千焦）。

沥干米粉，加进碗中，将食材一起轻轻搅拌均匀。

一日合计：2100千焦

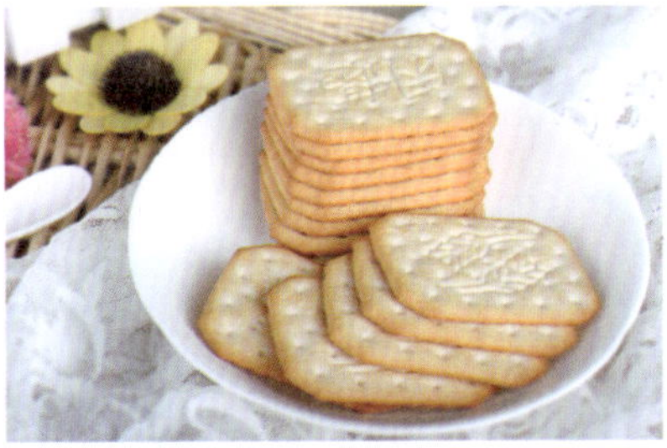

第五种

早餐（718.2千焦）

草莓冰沙（718.2千焦）

取一小根香蕉（399千焦）、爽快的半杯无脂原味酸奶（260.4千焦）、七只去蒂草莓（58.8千焦），加一些水和碎冰，放进打汁机打成浓稠状，立刻食用。

晚餐（1365千焦）

烤吴廓鱼（848.4千焦）

烤炉或烤箱预热到200℃，在小烤盘喷极薄的一层油，将200克左右的吴廓鱼排（848.4千焦）放在烤盘上，撒上你最爱的干燥香辛料，烤15~20分钟，直到全熟。

一只小的水波蛋（378千焦）

三分之二杯略蒸过的花椰菜（138.6千焦）

一日合计：2083.2千焦

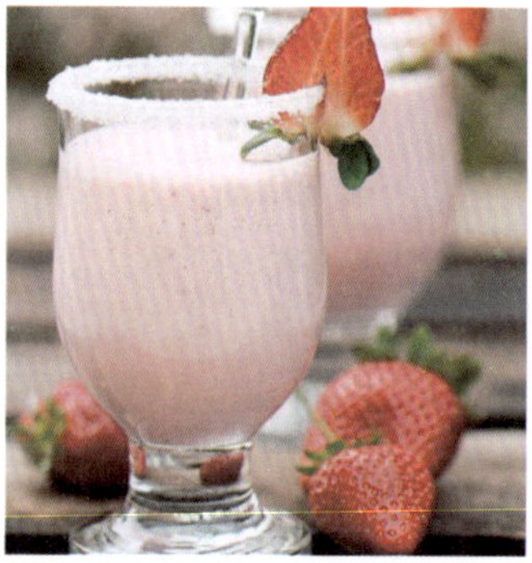

第六种

早餐（936.6千焦）

一只小苹果，切片（197.4千焦）

一只小芒果，去皮、去籽（361.2千焦）

一只小的水煮蛋（378千焦）

晚餐（1121.4千焦）

蒜香金枪鱼豆子沙拉（1121.4千焦）

在沙拉碗中混合：一杯半洗净的白豆（453.6千焦）、140克水煮白金枪鱼罐头一罐（499.8千焦）、57克小番茄（67.2千焦）、一杯嫩菠菜（33.6千焦）。

在小碗混合：一瓣压碎的蒜头（12.6千焦）、柠檬汁和柠檬碎屑（4.2千焦）、半小匙橄榄油（50.4千焦）、一些白酒醋。撒在沙拉上，一起搅拌均匀。

一日合计：2058千焦

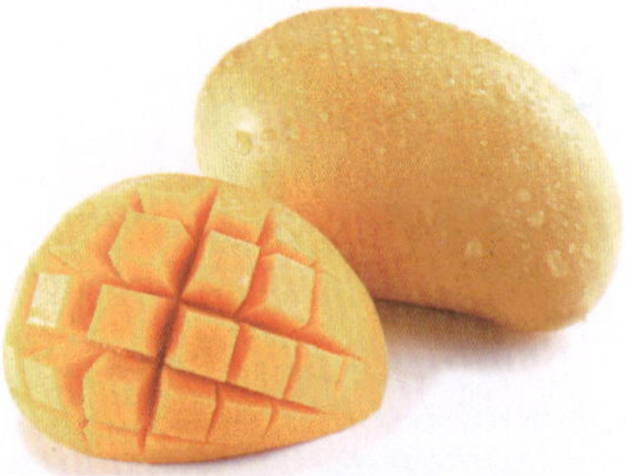

第七种

早餐（546千焦）

半杯无脂原味酸奶（260.4千焦）

四分之一杯新鲜蓝莓（75.6千焦）

六片特薄的无脂火腿（210千焦）

晚餐（1512千焦）

菲达干酪尼斯沙拉（1512千焦）

一只小的蛋煮到全熟，放凉后剥壳、切碎（378千焦），放进沙拉碗，拌进：切碎的少量莴苣叶（12.6千焦）、四分之一杯切碎的蒸四季豆（50.4千焦）、比一杯略少的切碎的小黄瓜（42千焦），搅拌均匀。

加上比三分之二杯略少的碎菲达干酪（945千焦）、一杯半去核切片的特大黑橄榄（79.8千焦）、一大匙切碎的香芹（4.2千焦）。洒上白酒醋，上菜。

一日合计：2058千焦

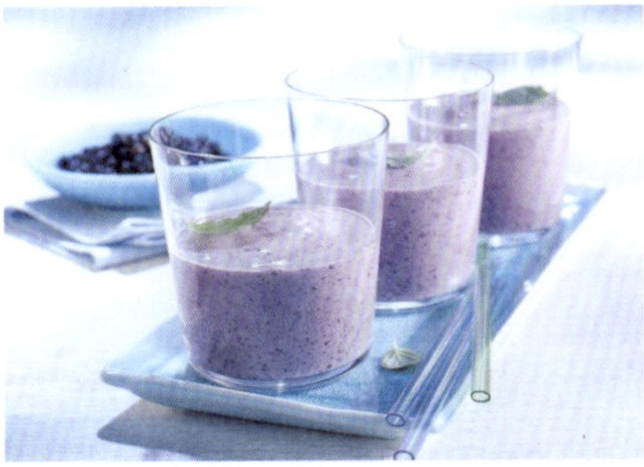

第八种

早餐（1218千焦）

奶酪番茄蛋卷（1218千焦）

两只小鸡蛋（756千焦）加一大匙脱脂牛奶（21千焦）打匀，在没有加油的不粘锅加热，不翻动，煮到蛋汁凝固但表面仍然微湿。铺上两片极薄的新鲜番茄片（21千焦）和一片片装奶酪（420千焦）。整锅从炉台移开，盖上锅盖，焖到奶酪融化。

晚餐（877.8千焦）

轻断食特制沙拉（802.2千焦）

新鲜莫扎里拉奶酪57克，切片（667.8千焦）。中等尺寸的番茄一只，切片（109.2千焦）。一片奶酪、一片番茄排放在盘子上，撒上新鲜罗勒，半小匙意大利葡萄醋（25.2千焦）。

比半杯略少的去蒂草莓（75.6千焦）

一日合计：2095.8千焦

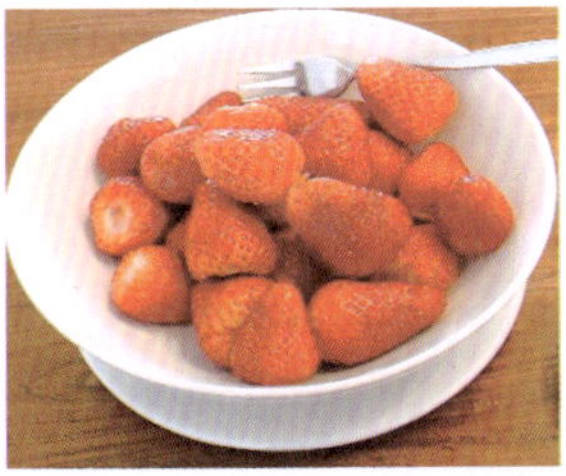

第三节 男性轻断食食谱

第一种

早餐（1293.6千焦）

果麦早餐（1293.6千焦）

传统燕麦片三分之二杯（884.2千焦），一只小苹果连皮一起切丝（197.4千焦），加三分之二杯脱脂奶（252千焦），一同搅拌。浸泡一会儿，让燕麦片变软。

晚餐（1226.4千焦）

轻断食特制凯萨沙拉（1226.4千焦）

在烤锅中，用中大火烤两片加拿大培根（361.2千焦）5分钟，翻面一次。放凉后切成大块。

将142克鸡胸肉（621.6千焦）从中间切成较薄的两片，两侧各烤3分钟，直到全熟，切丁。切好的莴苣叶约两杯（67.2千焦）。将鸡肉丁铺在莴苣叶，撒一大匙帕玛森奶酪屑（92.4千焦）、一大匙无脂的凯萨沙拉酱（84千焦），最后将培根散放在最上面。

一日合计：2520千焦

第二种

早餐（1209.6千焦）

两小只水波蛋（756千焦）

一片全麦吐司（327.4千焦）

三十颗新鲜覆盆子（126千焦）

晚餐（1276.8千焦）

番茄烤鲑鱼（1171.8千焦）

预热烤炉或烤箱到200℃，在小烤盘喷上极薄的一层油，放上一块142克的去皮鲑鱼排（1058.4千焦）和十只小番茄（113.4千焦）。烤15～20分钟，直到鲑鱼烤熟。

半杯切好的蒸四季豆（105千焦）

一日合计：2486.4千焦

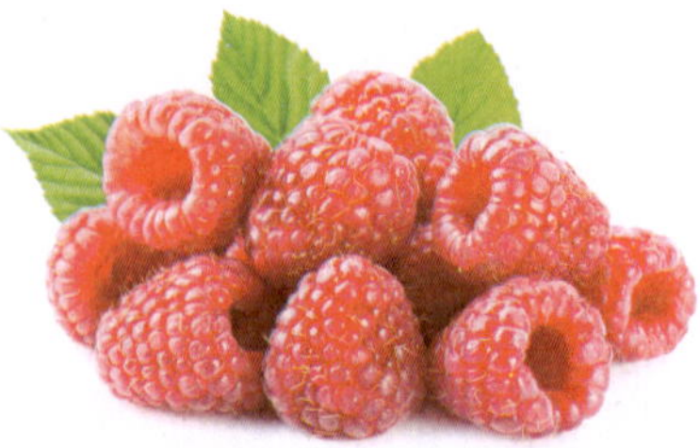

第三种

早餐（743.4千焦）

轻断食特制英式早餐（743.4千焦）

一片半厚片培根（449.7千焦）煎到酥脆，加热一小根速食香肠（247.8千焦），烤一小朵龙葵菇的菇伞（12.6千焦），在上面放一杯松松的嫩菠菜（33.6千焦）。

晚餐（1743千焦）

纸包鲭鱼番茄（1743千焦）

预热烤炉或烤箱至200℃，拿一张锡箔纸，喷上一层极薄的油。两只中型番茄（126千焦）切片铺在锡箔纸上，再放上170克的鲭鱼排（1474.2千焦）。将锡箔纸的两个对角拉到中间，转紧，另外两个对角也如法炮制，直到紧密封住。烤10～15分钟，烤到鱼肉全熟，整包放到盘子上，小心打开。

三分之二杯稍微蒸过的青花菜或花椰菜（138.6千焦），加半只柠檬挤的汁（4.2千焦），撒一小撮盐。

一日合计：2486.4千焦

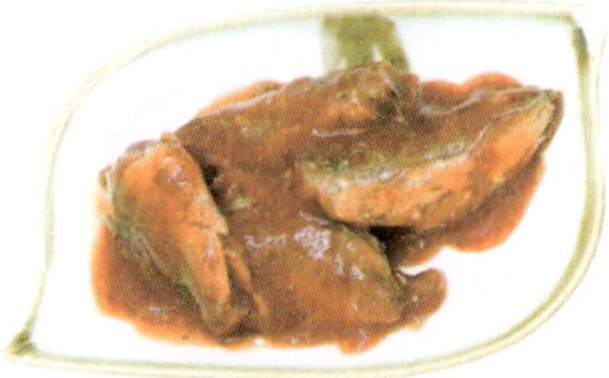

第四种

早餐（1171.8千焦）

半杯脱脂原味酸奶（260.4千焦）

一小根香蕉，切片（336千焦）

五颗大草莓（84千焦）

三分之一杯蓝莓（105千焦）

六颗切碎的杏仁（386.4千焦）

晚餐（1344千焦）

虾子水田芥酪梨沙拉（1239千焦）

在沙拉碗中，混合：一杯半剁碎的水田芥（25.2千焦）、142克剥壳的熟虾（583.8千焦）、半只切丁的酪梨（575.4千焦）、三大匙剁细的红洋葱（46.2千焦）、一大匙酸豆（8.4千焦）。接着洒上白酒醋，搅拌均匀。

一只蜜柑（105千焦）

一日合计：2515.8千焦

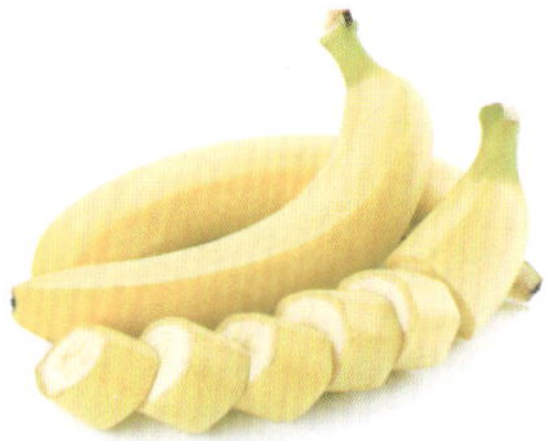

第五种

早餐（1096.2千焦）

火腿配炒蛋（1096.2千焦）

两只小鸡蛋（756千焦）加一大匙脱脂奶（21千焦）打匀，不用油，在不粘锅中炒到喜爱的熟度，与71克的无脂火腿片（319.2千焦）一起上菜。

晚餐（1398.6千焦）

辣味豆饼（1398.6千焦）

在小汤锅中，以一大匙橄榄油（113.4千焦）拌炒下列食材：一小只切薄片的洋葱（92.4千焦）、一瓣压碎的蒜头（12.6千焦）、一大匙剁细的姜（8.4千焦）。炒5分钟后，等洋葱变透明，加一杯水，四分之一杯红扁豆（667.8千焦），孜然粉、香菜末、姜黄粉、辣椒粉、盐、胡椒各一小撮。煮滚后转为中小火，炖20分钟，炖到红扁豆变软。

淋上三分之一杯脱脂原味酸奶（168千焦），与一片印度薄脆饼一起上菜（336千焦）。

一日合计：2494.8千焦

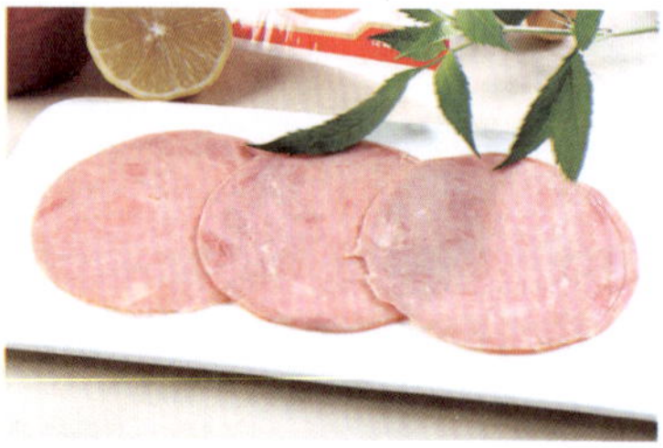

第六种

早餐（1390.2千焦）

两只水煮半熟蛋（756千焦）

五根蒸芦笋（138.6千焦），蘸蛋黄吃一片全麦吐司（327.6千焦）

两只小的李子（168千焦）

晚餐（1092千焦）

泰式牛排沙拉（1092千焦）

将142克沙朗牛排（789.6千焦）烤到你喜爱的熟度，起锅，在室温置凉，逆着纹理切成肉丝。

在碗中，混合两杯莴苣叶（67.2千焦）和一杯卷心菜丝（100.8千焦）。用另一个碗，混合一只柠檬的汁（8.4千焦）、一小匙糖（67.2千焦）、一瓣压碎的蒜头（12.6千焦）、一根去籽剁碎的红辣椒（4.2千焦）、一大匙泰式鱼露（42千焦）。倒到沙拉上，轻轻搅拌均匀。

将沙拉放盘子上，牛肉丝排放在上面。

一日合计：2482.2千焦

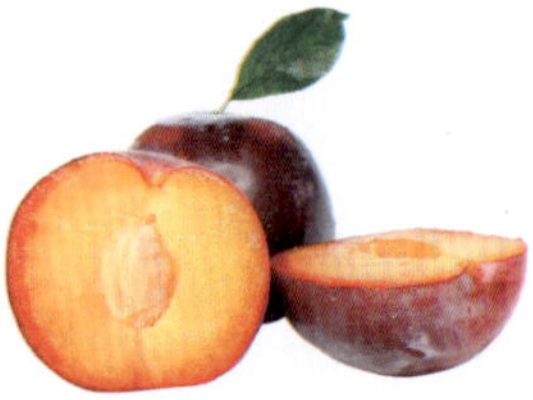

第七种

早餐（835.8千焦）

170克熏鲑鱼（831.6千焦）

半只柠檬，切成瓣状（4.2千焦）

晚餐（1663.2千焦）

128克烤猪里脊的瘦肉，切片（1268.4千焦）

一大匙去除油脂后的锅中汤汁（252千焦）

半杯蒸花椰菜（71.4千焦）

三分之一杯蒸碎青花菜（71.4千焦）

一日合计：2499千焦

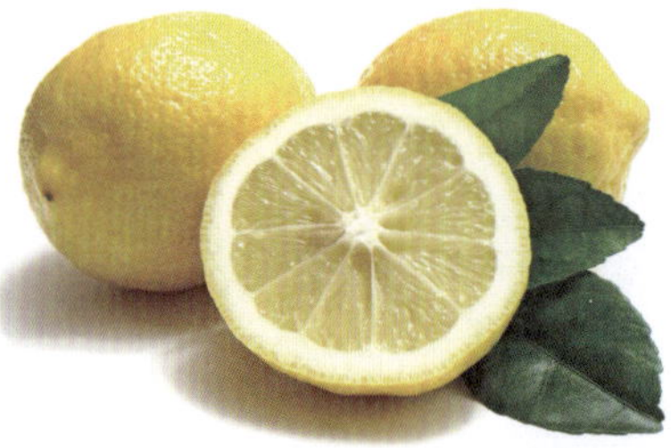

第八种

早餐（861千焦）

半杯脱脂原味（260.4千焦）

一小根香蕉，切片（399千焦）

两大匙无糖的原味什锦果麦（201.6千焦）

晚餐（1621.2千焦）

培根菜豆汤（1621.2千焦）

在汤锅中，用一小匙橄榄油（113.4千焦）煎两片切过的培根（487.2千焦）2分钟，把培根的油脂煸出来。加进剁碎的半只小洋葱（46.2千焦）、三大匙切碎的韭葱（46.2千焦）、半根切片胡萝卜（58.8千焦）、一根切碎的芹菜（4.2千焦），煮5分钟，直到洋葱变透明，如果食材粘在锅子上就加一些水。

将200克菜豆（865.2千焦）加进汤锅中，加一杯水，煮滚后用小火炖20分钟，把豆子炖到绵软，视个人口味加调味料。

倒进打汁机，打到个人喜爱的浓稠度，或捣泥，这样会有颗粒的口感。

一日合计：2482.2千焦

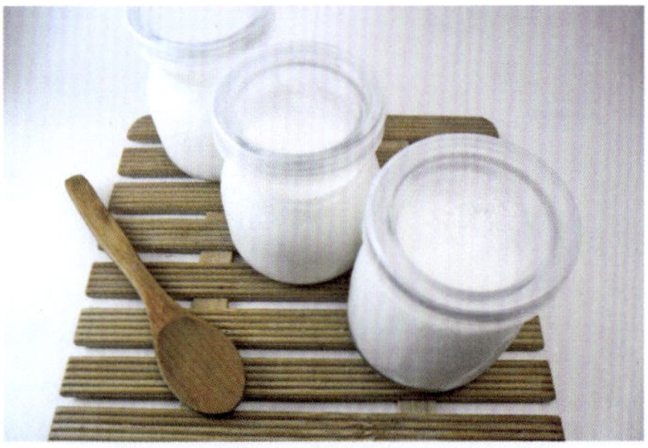

第九章 断食期间的养生保健

第一节 冥想

冥想是一种能够改变大脑意识的形式。通过冥想，人体可进入一种深度的宁静状态中，并使自我意识增强，人的身心进入一种和谐美好的状态。通俗地说，冥想就是利用自我催眠的方法，进入自我意识的状态中。现代医学研究证实，和其他心理过程一样，冥想也有生理基础。人体进入冥想状态时，脑细胞会以一种新的方式进行连接，并对人体的其他器官进行全新的调节，在一定程度上改变其功能，帮助增强人体免疫力，有效调理和改善各种人体疾病，如癌症、过敏性疾病、免疫性疾病、传染病等。

那么，怎样才能进入冥想状态呢？其实很简单：身体坐立，双手自然放在膝盖上，闭上双眼，全身自然放松，随后人体就会逐渐进入冥想状态中。刚开始进行冥想状态时，可能会有许多杂念，只要坚持并面对，慢慢就能获得清心的感受了。

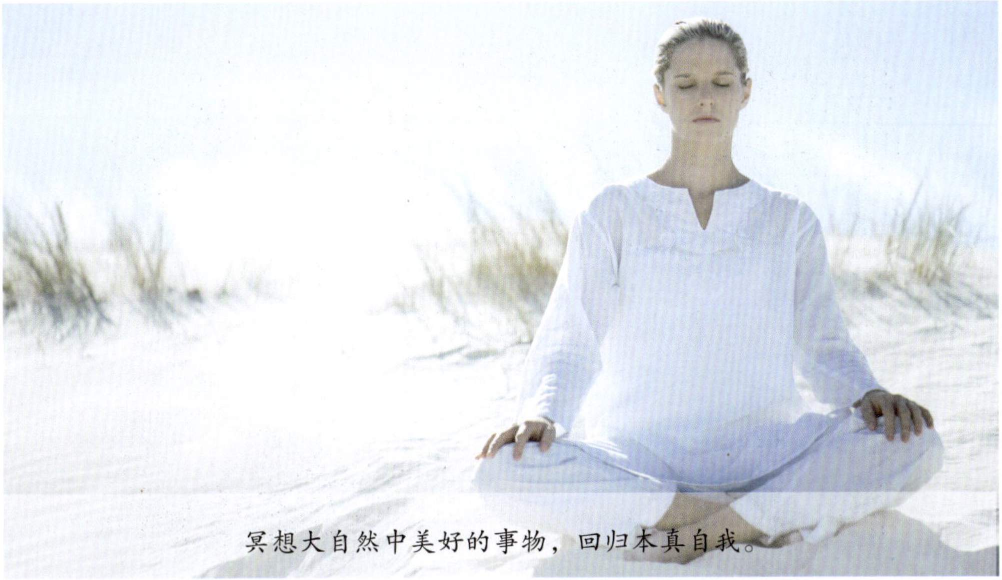

冥想大自然中美好的事物，回归本真自我。

冥想方式

印度式冥想

在一个安静的场所，全身放松，平躺在地面上，然后调息，进行呼吸控制练习；接着身体静止，精神放松，摆脱对身体功能的注意；最后，将外在意识固定在一个意念对象上，持续默念自己沉思的对象，超越任何有关自我的回忆，达到一个更高的境界。

日本式冥想

选择一个安静的环境，弯腰、面壁、盘腿坐在地垫上，将注意力集中在距离地面一米处，均匀地呼吸，停止所有的思想和欲念，保持心无杂念，然后松开盘腿，缓缓站立，双手合十，弯腰再盘腿而坐。

中国式冥想

选择一个安静的环境，盘腿而坐，双眼微闭，按照传统方式先三叩首，然后将意识固定在一个对象上，进行调息，心中默念自己沉思的对象，超越自我，达到全身心放松，之后暂时把自己带回现实中，随后再次进入入定和沉思状态。

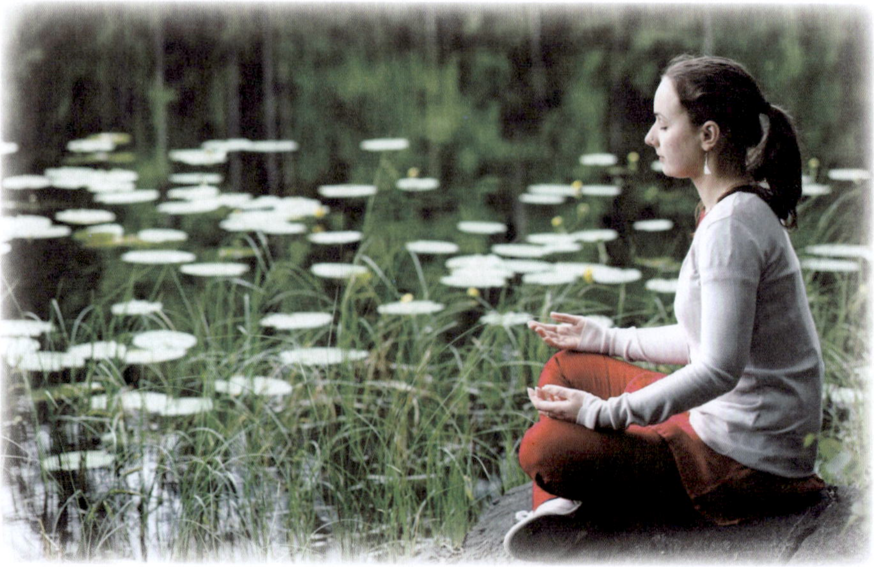

第二节 瑜伽洁净法

瑜伽中有六种练习法，能排出人体内的毒素及清除人体潜意识中的负能量，使人能够更好地集中注意力。这六种练习合称为“六业”，即“哈他六业”，也就是瑜伽洁净法，它是哈他瑜伽功法中的重要组成部分，被哈他瑜伽认为是在瑜伽修行过程中必不可缺的内容。

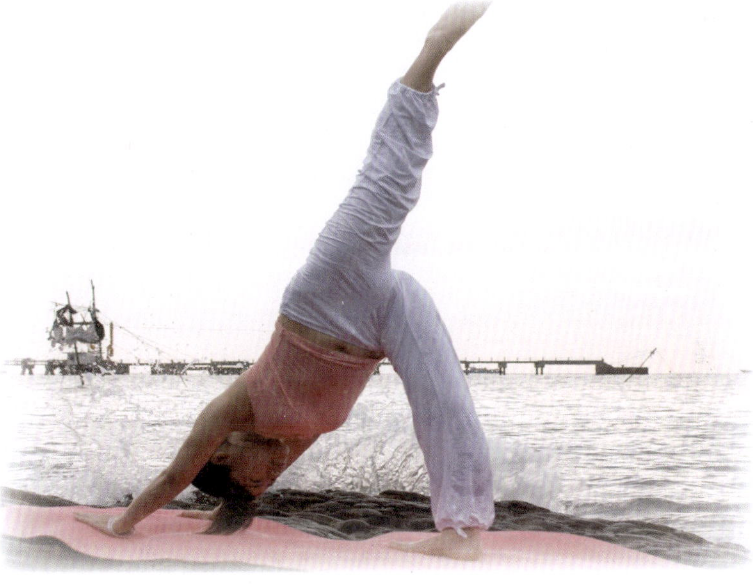

六种瑜伽洁净法

- **涅悌法：**鼻腔清洁法。
- **道悌法：**清理人体食道和整个消化道，包括耳道和口腔。

- **瑙力法：**按摩腹部肌群，增强腹部力量，排出腹腔毒素。

- **巴斯悌法：**清理人体大肠。

- **卡帕尔·巴悌法：**清理人体内气和鼻窦。

- **特拉他卡法：**清理人体潜意识，洁净双眼。

下面，我们详细介绍一下涅悌法、道悌法和特拉他卡法。

涅悌法

涅悌法可清理鼻腔，即用盐水洗鼻子。

步骤1：取一杯约250毫升的清水，放入一小撮食盐，并让盐完全溶解于水中。

步骤2：准备好脸盆，或者站在水池旁边，头略向下低，左手拿起盐水杯子，用右手中指或无名指按住右侧鼻孔，然后用左鼻孔轻而缓地吸水。左鼻子将水吸满后，抬起头，让水流进口腔中再吐掉，然后用鼻子轻轻吹气。

步骤3：用同样的方法重复清洗右鼻孔。

步骤4：每个鼻孔清洁7次或8次。

步骤5：将双手放在臀后，手指交叉向上抬，身体朝前倾，头向下低大约30秒钟，排出残留在鼻腔中的水。

初次进行涅悌法时要小心，因为两个鼻孔可能会出现呛痛，只要做几次后，呛痛感就会消失。另外，一定要在停止吸水后再仰头，不然的话，水很容易进入气管中。最后，建议不要在盐水内加入白开水。

涅悌法不仅有助于排出鼻腔中的污物，还有助于防治各种鼻腔疾病，如鼻窦炎等，并有防治感冒的效果。可以每天早、晚各做一次，做完之后要刷牙。

涅悌法也可以作为身体的一种日常保健方法。

道悌法

在道悌法清洁消化道的练习中，商卡肠道清洁法最安全，也最容易让人接受。商卡洁净法不仅能清洁肠道，还包括从口腔到肛门及尿道的整条进食和排泄通道。商卡肠道清洁法也有多种，这里我们介绍最简单但效果最明显的一种。

步骤1：准备两瓶500毫升左右的纯净水，两瓶500毫升的生理盐水，一粒复合维生素，三茶匙蜂蜜。如果你没有饮用凉水的习惯，可以把水加热至适宜温度。

步骤2：清晨起床后，不进食，穿着宽松的衣服，先进行热身练习，然后迅速喝下两瓶纯净水。喝完水后，做后面所讲的瑜伽姿势。

摩天式

保持姿势2分钟，做6次。

1. 直立挺身，双脚平行。
2. 一边吸气，一边将双手从体侧向上伸展，直至双手手掌在头顶上方交握。
3. 转动手腕，掌心向上。
4. 一边呼气，一边慢慢弯下上身直至与地面平行。
5. 再次吸气，双手慢慢举起，呼气时双手分开，在体侧落下。

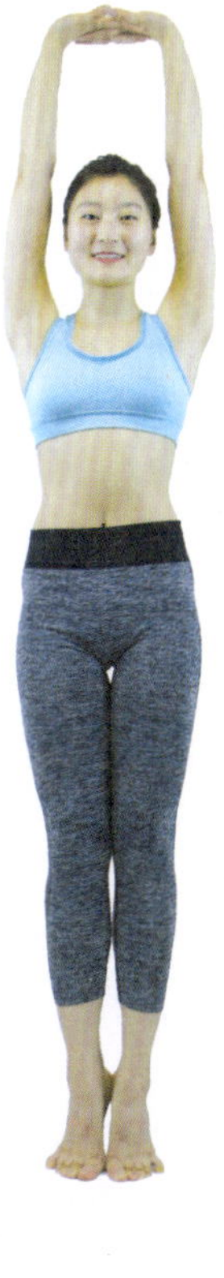

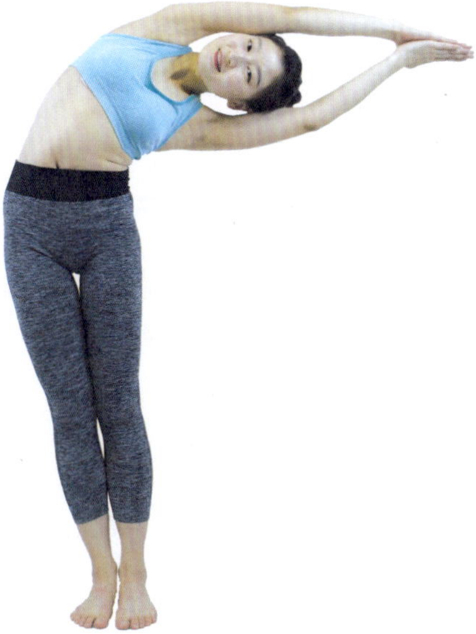

风吹树式

做6次。

1. 站立，双手胸前合十，拇指相扣。
2. 呼气，双手沿眉心高举过头顶，大臂尽量夹紧双耳后侧。
3. 呼气，上身向右侧弯腰。
4. 吸气，回正，呼气，向左侧弯腰。
5. 吸气，回正，呼气，还原。

腰旋转式

练习6次。

1. 坐在垫子中央，腰背部挺直，锁骨向后展开，手肘自然弯曲，掌心向下，放于双膝。
2. 身体自然转向右侧，左手放于右膝，右手放于身体侧后方。
3. 腰背部挺直，眼睛自然看向右侧，吸气。
4. 呼气，右胸带动身体自然向右后方扭转，保持3~5个呼吸，每次呼气时，身体再次向右后方扭转。
5. 呼气，身体回正，反方向重复上述动作。

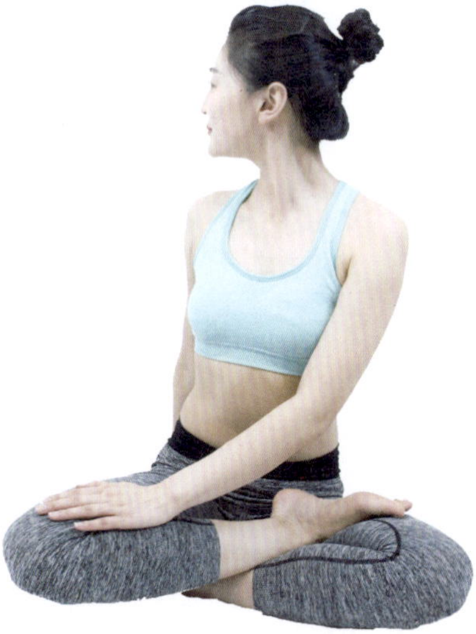

眼镜蛇扭动式

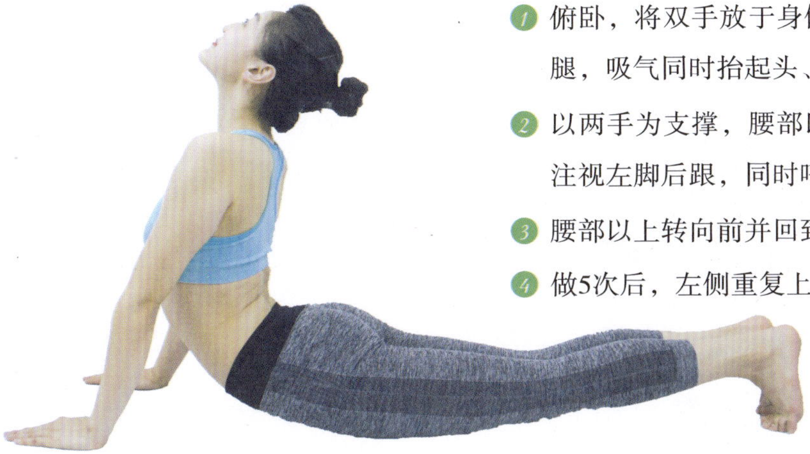

做6次。

1. 俯卧，将双手放于身体两侧，分开双腿，吸气同时抬起头、胸、腹部。
2. 以两手为支撑，腰部以上转向右侧，注视左脚后跟，同时呼气。
3. 腰部以上转向前并回到初始姿势。
4. 做5次后，左侧重复上述姿势。

腹部按摩式

做6次。

1. 蹲下，双手扶于膝上。
2. 左腿跪下，臀部坐于左脚跟。
3. 呼气，双手、双膝保持不动，将上身尽量向右扭转，下巴尽量去够右肩，两眼看后方，保持6秒钟。
4. 上身慢慢回转，左腿回到蹲下姿势、吸气。让右腿跪下，呼气，上半身再转向左侧。如此反复。

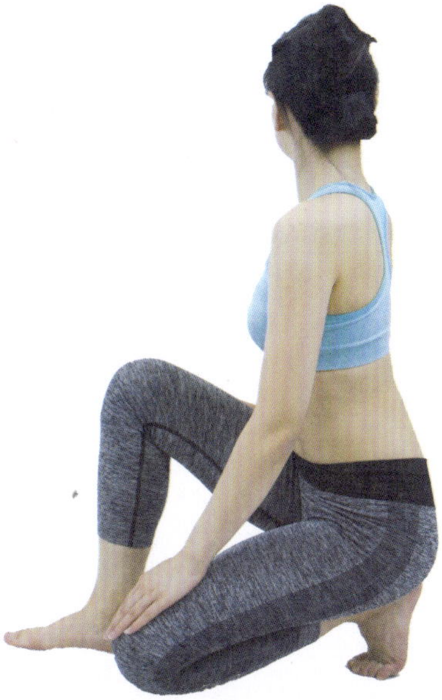

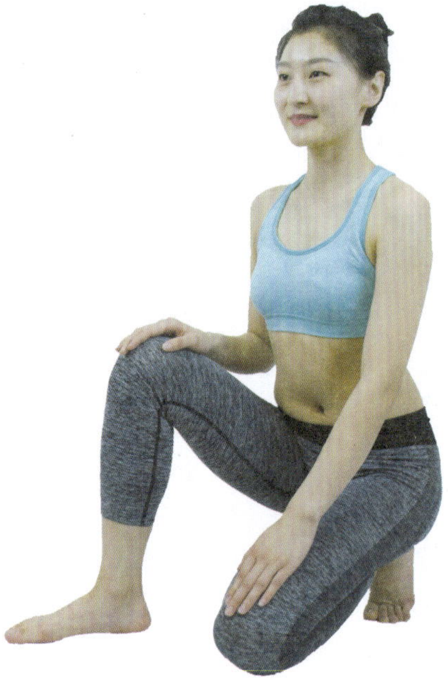

鸭行式

做2分钟。

1. 蹲下，两手放于两膝上。
2. 一面保持蹲下的姿势，一面向前步行。
3. 开始用脚趾着地来步行，20秒钟后用平板脚走路。
4. 再过20秒钟，每行一步就把膝头触碰地面一次。

步骤3：练习完瑜伽姿势后，迅速喝下两瓶生理盐水，继续重复步骤2中的瑜伽姿势。

步骤4：第二遍瑜伽姿势动作完成后，把蜂蜜兑入1000毫升温水中，与复合维生素一起服下，继续重复步骤2中的瑜伽姿势。在练习瑜伽姿势的过程中，一旦有便意就立刻如厕，回来后再继续练习。

步骤5：第三遍瑜伽姿势动作做完后，仰卧放松，静卧20分钟左右。

进行商卡肠道清洁法时，可能会出现许多身体反应，而且每次练习需要2.5～3个小时，所以最好在周末休息时进行。每次练习结束后的1小时内不能进食。在恢复饮食后的第一餐中，饮食一定要清淡并且容易消化。

商卡肠道清洁法可以每周做1次，也可以每月做1次，它适合肥胖、便秘、胃部胀气和消化不良的人士，也有助于调理人体泌尿系统，增强肾脏功能，能够有效清洁人体的进食和排泄通道，帮助排出人体中的有毒物质，并兼有美容养颜的作用。需要注意的是，胃溃疡和十二指肠溃疡患者、肾功能不全的人，不宜做商卡肠道清洁练习；高血压患者练习时，不宜使用盐水；腰椎有问题的人不宜做眼镜蛇扭动式练习。

特拉他卡法

特拉他卡法也称“一点凝视法”，在瑜伽洁净法中被认为是最重要也是最有效的一种。它有助于集中注意力，能帮助人体深入清除身体、精神和生命力能量之外的负面能量。

特拉他卡法认为，人体中眼睛的功能最强大。一旦排除视觉干扰，心灵就很容易平静下来，犹如水波不兴的湖面。进行特拉他卡法练习，不仅有助于冥想，还能帮助保养眼睛，改善视力缺陷。而且特拉他卡法还能改善并增强人的记忆力、意志力和注意力，增强人的自信和勇气。通过特拉他卡法训练，还能缓解人的焦虑感，释放抑郁及其他不良情绪，松弛神经，缓解紧张，改善睡眠质量。

特拉他卡法分为内部练习和外部练习。下面，介绍一种最简单的练习方法。

步骤1：准备一支蜡烛，一个打火机，一个烛台，以及一张可以让烛光的高度与眼睛齐平的桌子。

步骤2：选择一种舒适的瑜伽姿势坐好。

步骤3：把蜡烛点燃后，放在面前约半米处，让烛火的高度与眼睛齐平。

步骤4：闭上双眼，调整好呼吸和心情。当感觉到心情平静下来后就睁开双眼，然后专心凝视面前烛火最明亮的部分。

步骤5：全神贯注地注视面前的烛火，不要眨眼睛，直到眼睛感觉到疲劳或者有泪水流出来。

步骤6：闭上双眼，放松，然后用意念想象并关注心里的烛火；当心里的烛火消失时，就睁开眼睛，再专注于面前的烛火最明亮的部分；如果思想转移，就轻轻地将它唤回来，让眼睛始终关注面前的烛火。

重复练习15～20分钟。在练习过程中，注意不要让眼睛感觉过于疲劳。

在进行特拉他卡法练习时，除了烛火，也可以关注如月亮、星星、鲜花、神像之类的事物。需要注意的是，如果练习者佩戴眼镜（包括隐形眼镜片），一定要先摘下眼镜再开始练习。

练习瑜伽洁净法，有助于强化和巩固断食排毒的效果，对身体起到很好的清洁和调理作用，有助于排出体内的污物和致病菌，提高人体的免疫力。

第三节 呼吸法

普拉纳呼吸法是一种有意识的呼吸方法，有助于排出体内的污浊气体和毒素，帮助调理身体。在断食期间练习普拉纳呼吸法，不仅能够节省身体能量，还有助于锻炼意识，能帮助断食者更轻松地进入冥想状态。

普拉纳呼吸法的步骤如下。

步骤1：进行普拉纳呼吸法时，想象有一团金色的光子云正悬浮在自己的头顶上。

步骤2：想象自己正在把头顶上的光子云吸入体内，并且让它一直往下通过两眼之间的松果体，再经过胸腺，让金光充满整个身体。

步骤3：想象金色的光子正在赋予身体内的每一个细胞以能量，耐心地哺育着每一个人体细胞，并持续几秒钟。

步骤4：轻轻吐气，并幻想这些金色光子正在从全身的皮肤上的毛孔离开，然后在身体周围笼罩了一簇金色的云。

步骤5：上述呼吸过程重复几次，让心情逐渐变得安静，使身体放松，并放慢呼吸速度。

步骤6：用内心的眼睛跟随着金光，并成为它的伙伴，尽量放慢呼吸速度，让金光进入和呼出身体，唤起身体对爱的感觉，并在这团金光中感受自己的身体正在越变越好。

练习普拉纳呼吸法有助于调理身体平衡，并能有效改善人的情绪、提高人的心智和灵性。在断食期间练习普拉纳呼吸法，能加强和巩固身体的排毒效果，帮助改善和缓解一些疾病症状，能使人的精力变得更加充沛。

第四节　坐禅

坐禅（佛教术语）也称禅坐、打坐、静坐、宴坐，即闭目端坐、凝神静修。

断食是一件比较痛苦的事情，一个人如果强迫自己断食，有时候不仅起不到养生的作用，甚至会使人身心俱疲。所以，在断食期间进行精神调节，对断食影响极大。空腹养生的理论根据就是保持身心平衡，所以，如果能够在断食的时候辅以坐禅，那么就容易使人忘记食欲，断食的效果就会好很多。

那么，坐禅又究竟有什么要求呢?

首先，尽量选择一个空气自然流通、相对安静的环境，同时让心情平静下来。如果心乱如麻，或者心情由于病痛等原因焦躁不安，就不适合坐禅，即使坐禅也不容易入静、入定，甚至还可能会诱发更为糟糕的心情和行为。

其次，在准备坐禅的时候，最好能够断食。如果不能适应断食，那么尽量饮食清淡，忌食刺激性强的食物，如葱、蒜、辣椒等。每餐吃六七分饱即可，否则不利于人体气血稳定运行。而且吃得过饱后，人容易昏昏欲睡，头脑难以保持清醒，不利于坐禅。

坐禅时，可以选择一个比较厚的坐垫，但不宜太软（不容易坐稳）。坐禅时的坐姿有很多种，可以全结跏趺坐，也可以半结跏趺坐，也可以胡坐。全结跏趺坐也称吉祥坐或降魔坐，是指把右脚放在左膝上，把左脚放在右膝上；半结跏趺坐是指把左脚放在右脚上，让左脚的足趾与右膝齐，而右脚的足趾与左膝齐；胡坐就是指盘着双腿，两脚都贴在地上。全结跏趺坐适合训练有素、精力和体力都较好的人；半结跏趺坐适合于一般人；胡坐则适合于身体肥胖的人和年纪比较大的人。除了这三种坐法，也可以像平常一样，端坐在椅子上坐禅。不管选择什么样的坐姿，都以自己感觉舒适为原则。

坐禅时衣着要宽松，把左手掌放在右手掌上，或者把右手掌放在左手掌上，手掌朝天放在大腿上，大约在肚脐下13厘米的部位，手掌微弯，左右手的大拇指相触，手臂放松，肩稍微下垂，双臂距离身体约13厘米，不要紧贴身体；腰背放松挺直，不要弓着背；眼睛微闭，眼睑不要下垂，用意识看向丹田，即肚脐下7~20厘米的部位，或者用意识看向两眉之间。需要注意的是，血压高的人不能用意识看两眉之间；上、下颚松弛，双唇轻贴，让气息能够自由出入；舌部轻轻顶上颚，头微微向前。

最后，保持上述姿势，并让心情平静下来，慢慢进入入静状态。

每次坐禅的时间根据个人入定情况而定，没有限制。初次学习坐禅的人，时间可以稍短一些。刚开始坐禅时，可能会有些不适，但是只要持之以恒，坚持下去，必定能够从中获益。

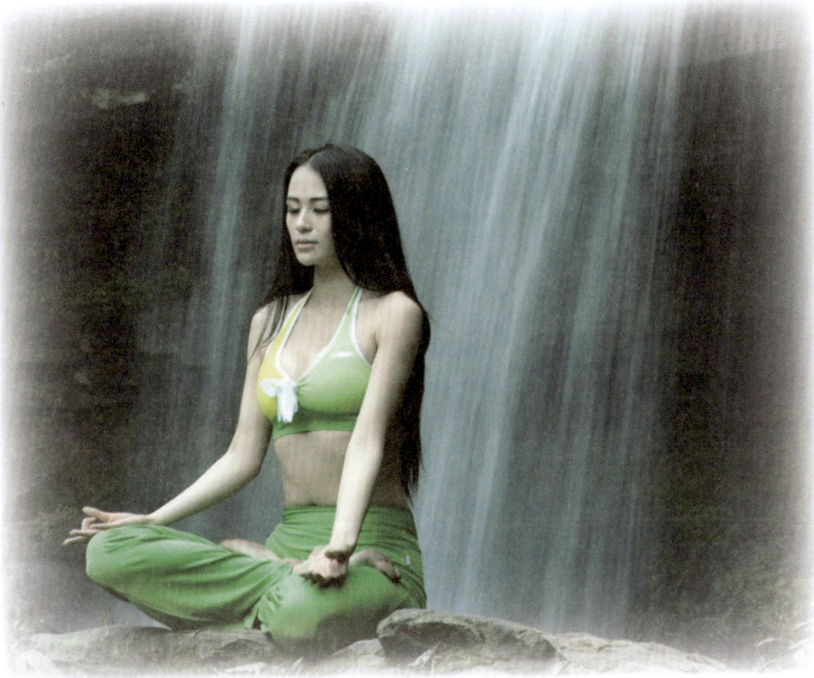

第五节　静思

静思是一种能够帮助人体发挥潜能的方法。它通过调节呼吸，让人的头脑和思维进入一种清澈明晰的状态之中。此时，虽然人的思维并没有停止，但是也不需要耗费力气去思索。通过这种静思，心灵可以进入一种宁静的状态之中。

科学实验证明，静思之所以对人体具有医疗保健作用，是因为它能够缓解忧郁、愤怒、紧张、焦虑、激动等一切不良情绪，使人的心境趋于平静。

静思也有许多种疗法，其中一种是行走静思疗法。它实际上是一种对人体的松弛训练方法，不仅简单易行，而且具有神奇的效果。以下是对行走静思疗法的简介。

首先，找一个空气好，相对安静的地方，如空旷的草地、空气清新的原野。换上一双松软舒适的布鞋，然后轻轻闭上眼睛，再慢慢迈出脚步，让脚从脚跟向脚尖缓慢移动，同时把注意力集中起来，感受行走并感受脚掌接触地面时的那种奇妙的感觉。在缓慢行走的过程中，尽量控制住自己的意念，尽量不要让杂念出现，如果杂念出现，尽量不要管它，重新把意念集中到脚上，坚持做10分钟。

通过这种行走静思训练，心灵会变得安静起来，有助于缓解和改善紧张型抑郁、轻度焦虑和精神压力。

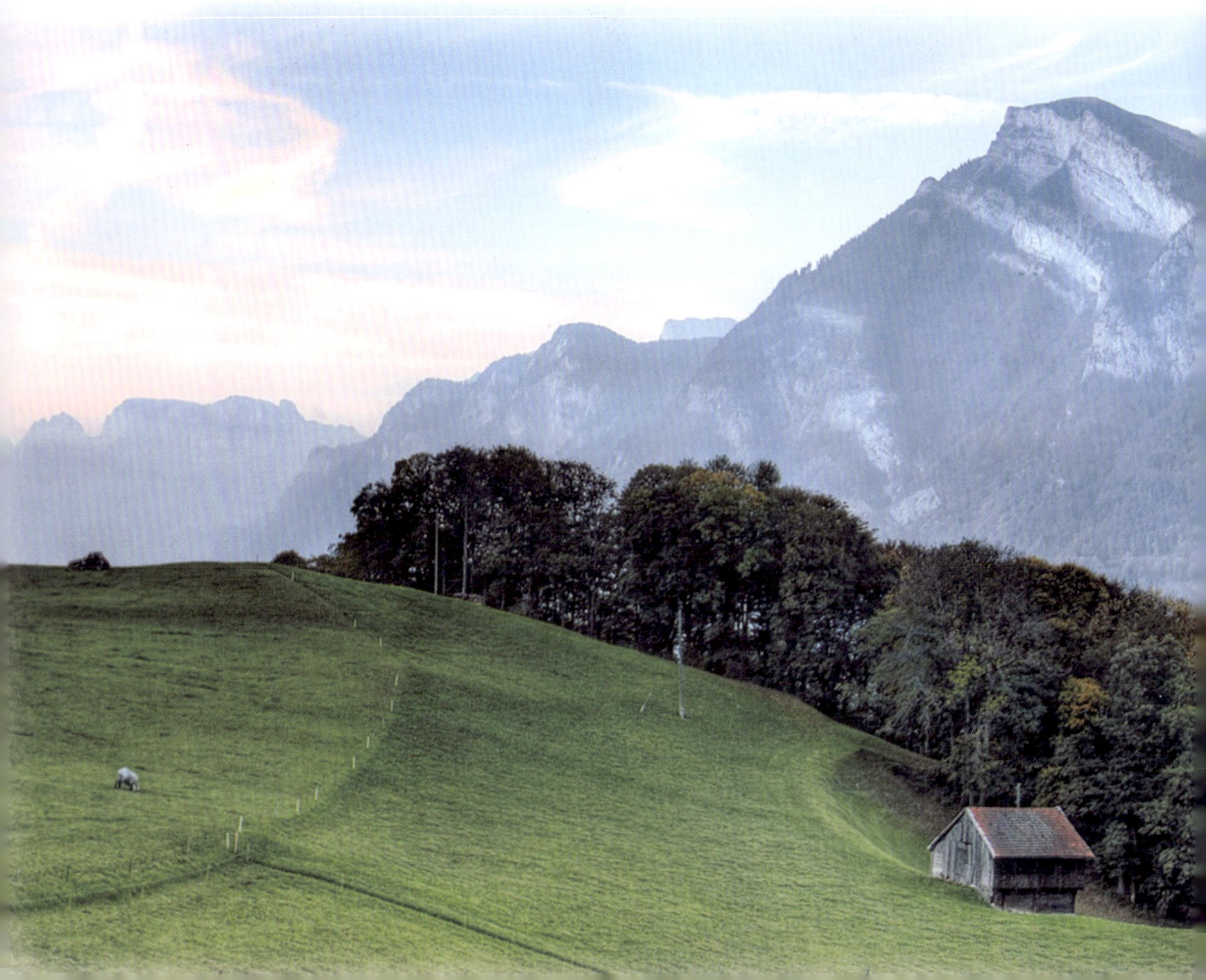

在断食期间，每天进行2次或3次静思练习，有助于缓解人体的饥饿感，改善在断食过程中身心可能出现的一些痛苦症状，有助于断食的成功进行。

第六节　音乐疗法

音乐疗法也称音乐治疗，是一种利用乐音和节奏对生理疾病或者心理疾病进行治疗的古老方法。音乐疗法属于一种心理治疗方法，是一种能够帮助人体有效消除身心障碍的辅助手段。进行音乐疗法时，患者可以根据自己的情况，或者医师可以根据患者的个体情况，选择音乐欣赏、独唱、合唱等不同的音乐形式进行治疗。通过音乐治疗，能够有效改善患者的心理状态，帮助患者抒发感情，促进患者流露出自己的内心感受和情感。

一般来说，采用音乐疗法，1个疗程通常需要1～3个月，每周5～6次，每次1～2小时。进行音乐治疗时，对音乐的选择原则上要适合患者的身心情况，尤其能够针对患者的疾病和负面情绪。也可以针对患者的特殊情况重新谱写编制音乐。

置身于悦耳的音乐环境中，人的神经系统、心血管系统、内分泌系统、消化系统等均能得到不同程度的改善。音乐能够促使人体分泌出一种有益健康的活性物质，帮助调节体内血管中的血液流量和神经传导，提高大脑皮质的兴奋性，从而帮助改善情绪，激发感情，振奋精神，并帮助人体消除各种心理原因和社会原因造成的紧张、焦虑、忧郁、恐惧、自卑等不良情绪，增强人体的应激能力。

医学家们发现，通过令人感到舒适的音乐治疗，患者的高血压、身体疼痛、失眠、神经衰弱等病症都能够得到不同程度的缓解。

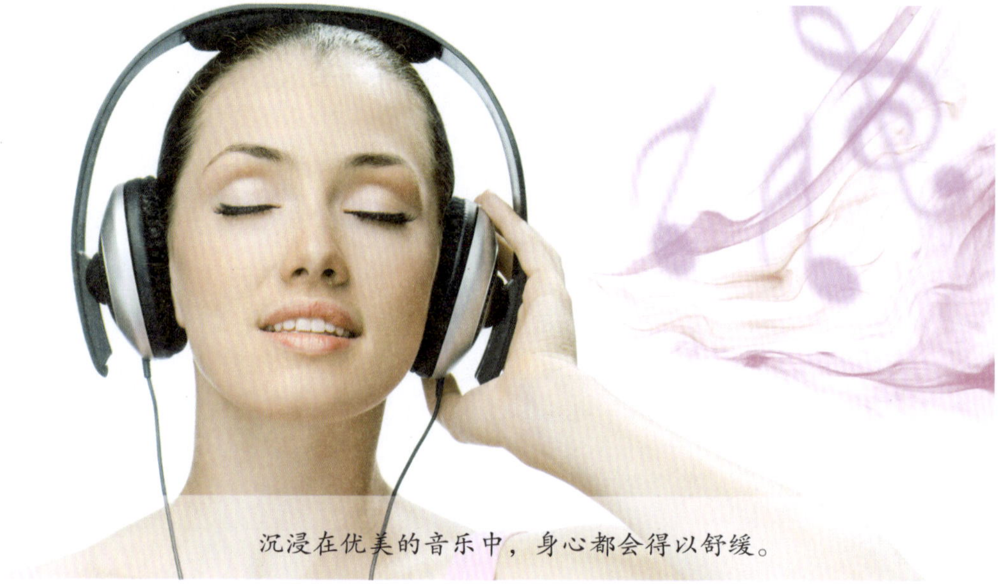

沉浸在优美的音乐中，身心都会得以舒缓。

音乐疗法也适用于断食期间的断食者。在断食过程中，由于饥饿等原因，断食者难免会感到断食的时间漫长而难过。此时，聆听舒适的音乐，有助于断食者忘记饥饿和痛苦渡过断食期，完成断食疗程，提高断食的成功率。

第七节 按摩

按摩以中医的脏腑、经络学说为理论基础，结合西医的解剖和病理诊断，通过一些特定的手法作用于人体体表的特定部位，帮助调节机体生理、病理状况，从而达到理疗保健的目的，属于一种物理疗法。

按摩，能促使人体局部血管扩张，促进血液和淋巴液循环，改善局部组织的营养状态，促进新陈代谢，达到缓解病痛的目的；按摩还能诱使人体深部组织的血液流向体表，或者使部分血液淤滞于局部，减少体内或其他部位的充血现象，促使病情得以缓解；按摩还能调节肌肉功能，增强肌肉弹性，缓解肌肉紧张，并促使肌肉排出有毒的代谢产物；另外，按摩还能影响人体神经功能，使神经兴奋或者镇静，帮助消除疲劳，从而达到治疗疾病的目的。

按摩既可以分为保健按摩、运动按摩和医疗按摩，也可以分为正骨按摩、伤科按摩、小儿按摩、经络按摩、脏腑按摩、急救按摩、保健按摩、点穴按摩等。它简单易行，并不需要特殊的设备，既能保证疗效，也不会出现副作用。

断食期间，每天针对断食者的身体情况，做2次或3次按摩，如腹部按摩、淋巴按摩等，能够促进身体迅速排出宿便，促进血液循环、淋巴液循环和新陈代谢，提高断食排毒的效果，达到迅速净化血液、清洁胃肠等内脏器官组织的目的，帮助断食者有效调整身体状态，巩固断食效果，提高断食的保健功效。

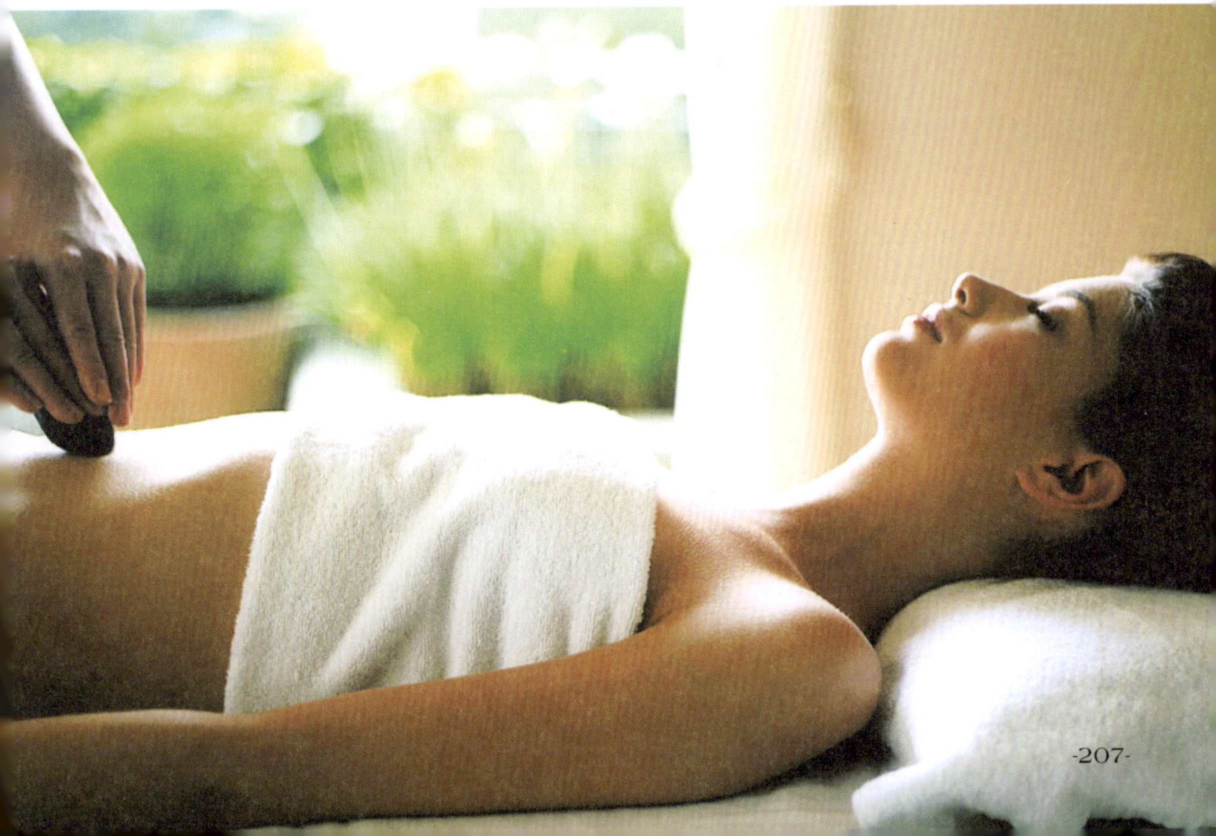

附录：

轻断食日每种食物可食用量

以下食物列表，说明你在轻断食那两天每一天可以吃的食物份数。如果你觉得吃饱了，不必吃到最高的脂肪摄取量限额。要努力吃够最低的蔬菜、乳制品和水果的最低摄取量。

糖类食物	
实行5：2轻断食法时，轻断食那两天不可吃糖类食物	0份

蛋白质食物	一份的量
女性：最少4份，最多12份　　男性：最少4份，最多14份	
新鲜或烟熏白鱼	60克
海鲜，如大虾、螃蟹	45克
鱿鱼罐头	45克
搭配番茄酱或油脂的海鱼，如鲭鱼、沙丁鱼、鳟鱼、鱿鱼，或烟熏的以上鱼	30克
鸡肉、火鸡肉、鸭肉	30克
牛肉、猪肉、羊肉、兔肉、鹿肉的瘦肉或内脏	30克
瘦肉培根	烤过的1片
瘦肉火腿	2中片或4薄片
鸡蛋	1个
豆腐	50克

在轻断食那两天，每一天仅能吃一种下列蛋白质食物。这一种也算在你每天能吃的蛋白质食物里面。

蛋白质	每天最多	份数
素鸡、素鱼	30克	3
黄豆和毛豆	60克	2
低脂鹰嘴泥酱	1汤匙（15克）	1

脂肪	一份的量
女性：最多5份　　男性：最多6份	
植物性奶油或低脂涂酱	1茶匙（8克）
橄榄油或其他油脂（除过棕榈油、椰子油、酥油）	1小茶匙（7克）
甜点	1小茶匙（7克）
烘干的坚果（蜜糖口味的不可）	3个胡桃、3颗坚果、4颗杏仁、8颗花生、10颗腰果、10颗开心果（栗子不可）
青酱	1茶匙（8克）
蛋黄酱	1茶匙（5克）
低脂蛋黄酱	1汤匙（15克）
橄榄	10颗
花生酱（不含棕榈油）	1茶匙（8克）

在轻断食那两天，每一天你仅能吃一种下列脂肪食物，因为它们含有某些糖类成分。这一种也算在你每天能吃的脂肪食物份数里面。

蛋白质	最高	份数
牛油果	半颗	2
牛油果沙拉酱	2茶匙	2
低脂牛油果沙拉酱	2茶匙	1

乳制品（每天从所有品种中选3份）	一份的量
牛奶（半脱脂或脱脂）	200毫升
豆浆（高钙）	200毫升
酸奶：水果口味、原味的低热量豆浆酸奶；原味酸奶或鲜酪（皆为低脂）	1小瓶120～150克，或满满3汤匙
全鲜奶制原味奶酪	80～90克，或满满2汤匙
乡村奶酪	1/3瓶或3汤匙
夸克奶酪	1汤匙或30克
奶油奶酪	1汤匙或30克
低脂奶酪：低脂奶酪、艾登奶酪、巴伐利亚烟熏奶酪、羊奶奶酪、康门贝尔奶酪、意式瑞克塔奶酪、意式摩扎雷拉奶酪、低脂哈鲁米羊奶奶酪	火柴盒大小（30克），一星期内女性最多吃120克，男性最多吃150克，包括轻断食与非轻断食日的总分量

蔬菜（每天从所有品种中选5份）	一份80克	蔬菜（每天从所有品种中选5份）	一份80克
茄子	1/3中条	蒜苗	一中棵
四季豆	满满4汤匙	荷兰豆	手抓一把
红花菜豆	满满4汤匙	鲜蘑菇	14朵
豆芽菜	手抓2把	干蘑菇	手抓一小把
青花菜	2小朵	秋葵	16中条
甘蓝芽	8棵	小白菜	手抓2把
高丽菜	切碎后满满3汤匙	青椒	半个

续表

蔬菜（每天从所有品种中选5份）	一份80克	蔬菜（每天从所有品种中选5份）	一份80克
白花椰菜	8小朵	南瓜	满满3汤匙
西洋芹菜根	满满3汤匙	煮过的菠菜	满满2汤匙
西洋芹	3条	鲜菠菜	满满2汤匙
大白菜	1/5棵	青葱	8棵
西葫芦	大条的半条	玉米棒	6条
小黄瓜	5厘米长	罐头番茄	半罐番茄或2颗李形番茄
煮过的羽衣甘蓝	满满4汤匙	番茄泥	满满1汤匙
茴香	切片、半杯	番茄干	4片
苦瓜	半条	西洋菜	1深碗

水果（每天从所有品种中选1份）	一份80克	水果（每天从所有品种中选1份）	一份80克
桃子	3个	凤梨	1大片
黑莓	手抓一把	木瓜	1片
黑醋栗	满满4汤匙	草莓	7颗
葡萄柚	半颗	覆盆子	手抓2把

调味品	一份的量
柠檬汁、香草或香辛料、黑胡椒、黄芥末、山葵、醋、蒜、姜、干辣椒、酱油、味精	不限量

饮料	每天最少8杯或2升	饮料	每天最少8杯或2升
水	不限量	水果茶、香草	不限量
茶或咖啡	不限量	低热量、无糖的气泡饮品	最多一周3升，大约9罐

非轻断食日每种食物可食用量

无须轻断食那五天可以采取地中海式饮食。在无须轻断食的日子里，可选择的食物范围会比轻断食那两天更广泛，可吃含糖类、蛋白质食物，低脂肪乳制品与各种不同的蔬菜水果。你可以从各种食物群中选取不同的份数，由你的性别、体重和年龄而定。下面的表格会告诉你每一份的正确含量是多少。

糖类食物	一份的量
全麦或燕麦早餐片	3平汤匙或24克
麦片粥或无糖什锦果麦	满满3汤匙
全麦、裸麦或杂粮面包	1中片
口袋饼、印度饼、墨西哥薄饼	半片大饼
裸麦脆饼	2个
全麦脆饼	2个
燕麦饼干	1个
干的全谷通心面	未煮的1汤匙，或已煮的2汤匙
北非小米、小麦片、珍珠大麦、藜麦	未煮的1汤匙，或已煮的2汤匙
千层面	1块
全麦面	半块
烤的或煮的土豆	一小个，约120克
山药、番薯	一小个，约90克
全麦比萨饼	1/6中型薄皮比萨饼
玉米	半条
全麦麦粉	1平汤匙
不添加甜味剂的爆米花	20克

蛋白质食物	一份的量
新鲜或烟熏的白鱼（如鳕鱼）	60克
水渍鱿鱼罐头	45克
搭配番茄酱或油脂的海鱼，如鲭鱼、沙丁鱼、鳟鱼，或烟熏的以上鱼	30克
海鲜，如虾、螃蟹、贝类	45克
鸡肉、火鸡肉、鸭肉	30克
牛肉、猪肉、羊肉、兔肉、鹿肉的瘦肉或内脏（去除脂肪）	30克（一星期内女性最多吃500克，男性600克）
瘦肉培根	1片
鸡蛋	1个
火腿	2中片或4薄片
炖豆子	2平汤匙
扁豆、鹰嘴豆	生的1汤匙（20克），煮过的或罐头一汤匙半
调理素食	30克
素香肠	半条
豆腐	50克
素肉	没煮过的满满1汤匙
冷冻素绞肉	30克
低脂鹰嘴豆泥酱	1平汤匙

脂肪食物	一份的量	脂肪食物	一份的量
植物性奶油或低脂涂酱	1茶匙	橄榄	10颗
橄榄油或其他油	1小茶匙	蛋黄酱	1茶匙
含油甜点	1小茶匙	牛油果沙拉酱或低脂蛋黄酱	1汤匙
牛油果	1/4颗	低脂牛油果沙拉酱	2茶匙
青酱	1茶匙	花生酱	满满1茶匙

牛奶和乳制品	一份的量
牛奶（半脱脂或脱脂）	200毫升
豆浆（高钙）	200毫升
低脂淡奶	1汤匙
酸奶：水果口味、原味低热量豆浆酸奶；希腊酸奶、原味酸奶或奶酪	1小瓶120~150克，或满满3汤匙
酸奶：低脂水果酸奶、全鲜奶酸奶、调味豆浆酸奶	80~90克，或满满1汤匙
乡村奶酪	75克或2汤匙
奶油奶酪	1平汤匙
夸克奶酪	1/3瓶或3汤匙
低脂奶酪	火柴盒般大小（一周内女性最多吃120克，男性最多吃150克）

蔬菜	一份80克	蔬菜	一份80克
沙拉	1碗	蔬菜汁	200毫升
蔬菜汤	半碗	番茄泥	1平汤匙
水煮或不蒸蔬菜（不包含土豆、山药、玉米）			满满2～3汤匙

水果（每天从所有品种中选2份）	一份80克	水果（每天从所有品种中选2份）	一份80克
香蕉	1条	葡萄柚	半颗
黑莓、黑醋栗、红醋栗、覆盆子、草莓	1杯（80克）	蜜瓜、凤梨、木瓜	1片
水果干	手抓一把	橘子、梨、苹果	1个
果汁	1小杯	小颗的柑橘、桃	2个
葡萄、樱桃	15颗	罐头水果	3平汤匙

饮料	每天8杯或2升
水	不限量
茶和咖啡	不限量
水果茶	不限量
低热量、无糖的有气泡饮品	最多一周3升
酒精饮品	最多一周7个酒精单位（70克酒精）

甜点	一份的量
低脂薯片	1小包（30克）
巧克力口味饼干	2片
巧克力片	5小片
冰淇淋	2个球
麦芽蛋糕条	1片
小面包	1个
水果味茶点蛋糕	1个
杯子蛋糕	2个
烤饼	2小口
巧克力碎片饼干	3片
巧克力	3颗

*无需轻断食的那五天，含盐分高的食物最好仅吃一次。

*低脂淡奶：把牛奶的水分蒸馏掉，但又不像炼乳那么浓稠。

*每天仅限于一杯蔬果汁。

在日常活动中纳入更多体能活动

下表说明小幅量的运动所对应的能够燃烧的脂肪量是多少。你的目标应该是要把规划的运动和每天少量的运动结合在一起，以达成最佳效果。

去健身房日的活动	燃烧热量（焦耳）	去健身房日的活动	燃烧热量（焦耳）
搭公车20分钟	126	有氧课程45分钟	1092
搭电梯上两层楼，一天2次	12.6	开车回家7分钟	84
写电子邮件	33.6	看电视1.5小时	546
去路边买三明治	12.6	上网购物30分钟	109.2
开车去健身房7分钟	84	读书1.5小时	504
总计 620			

不去健身房日的活动	燃烧热量（焦耳）	不去健身房日的活动	燃烧热量（焦耳）
上班走路15分钟	336	做饭半小时	294
在两层楼之间走上走下，一天5次	231	抽烟半小时，洗衣半小时	756
在公司内走路5分钟，聊天5分钟	168	逛超市45分钟	840
走到楼下买东西，走5分钟	142.8	遛狗半小时	462
下班走路15分钟	336	阅读15分钟	96.6
看电视1小时	378		
总计 4040.4焦耳			

*计算对象为体重70千克的女性。